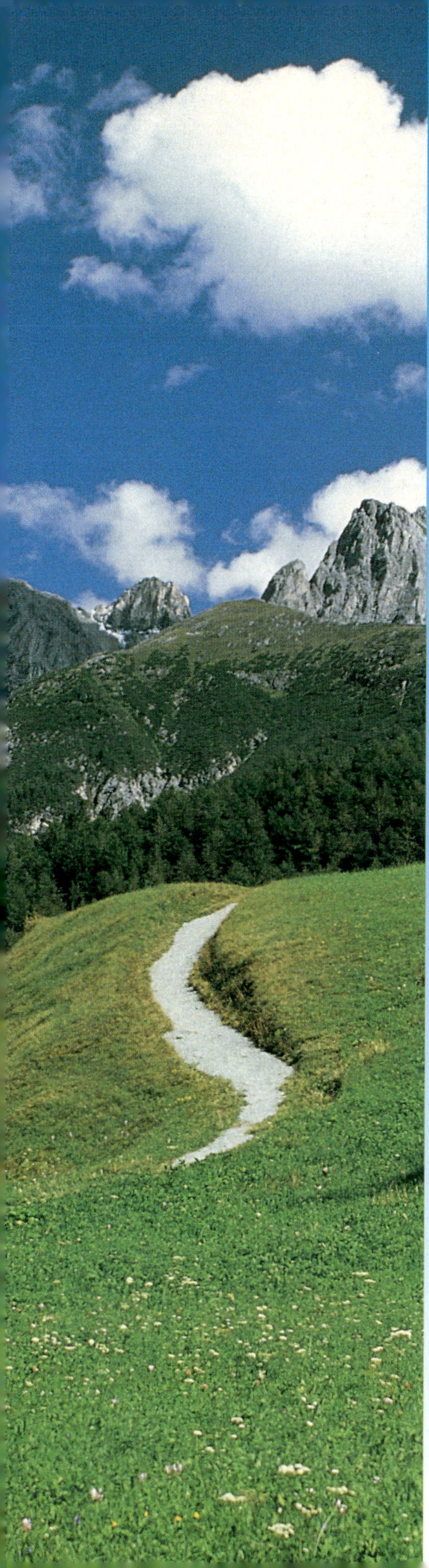

Hilfe aus der Natur

Mein Anliegen ist es, Wege aufzuzeigen, wie der erschreckenden Zunahme allergischer Erkrankungen begegnet werden kann. Wir können diese Aufgabe nur in gemeinsamer Anstrengung bewältigen:

Wir Ärzte, indem wir mehr als bisher Gedankengut und Methoden der Biologischen Medizin in unser therapeutisches Vorgehen einbeziehen; die Krankenkassen, indem sie dafür die Kosten übernehmen; Sie als Patient, indem Sie durch Ihre Mitarbeit selbst Mitverantwortung für Ihre Gesundheit übernehmen; und wir alle, indem wir die Bedrohung unserer Gesundheit und Existenz durch die Vergiftung unserer Umwelt von uns abwenden – ein Hintergrund, vor dem wir auch die Zunahme der Allergien sehen müssen.

Dr. med. Sigrid Flade

Benjamin Hebenstreit

INHALT

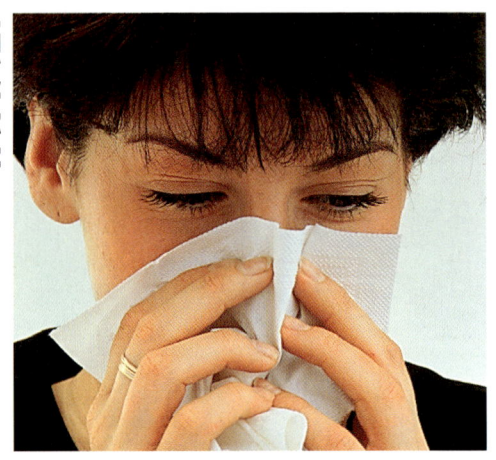

INFORMATION

BEHANDLUNG

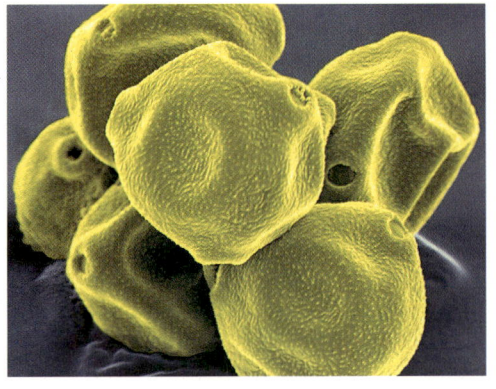

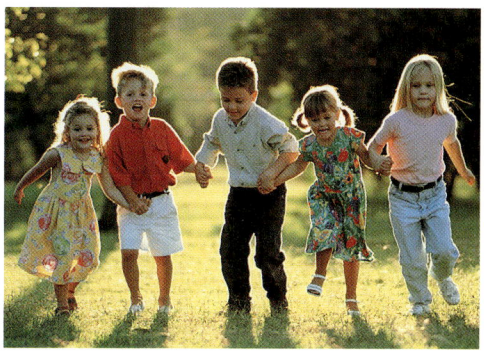

ZUM NACHSCHLAGEN

Über

Allergien

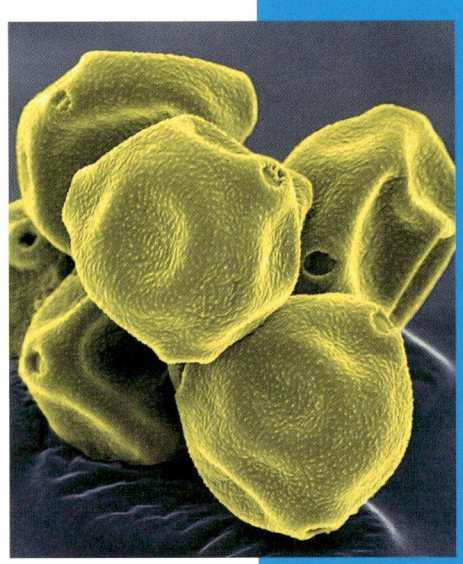

Um Allergien wirksam bekämpfen zu können, ist es wichtig, an den Ursachen anzusetzen. Das beginnt bei der Einstellung zum Leben, zur Gesundheit und zur Umwelt.

»Krankheiten sind Fehler in der Lebensführung« dieser Satz von Are Waerland gilt ganz besonders in unserer Zivilisationsgesellschaft. Nicht nur diese Fehler gilt es zu vermeiden, sondern es müssen – soweit möglich – auch alle Allergieauslöser aus dem Lebensumfeld ausgeschaltet werden.

Foto: Birkenpollen

Bewußt leben

Allergien sind auf dem Vormarsch! Schon jeder dritte leidet an Heuschnupfen, Neurodermitis, Asthma, Nesselsucht oder Kontaktekzemen. Dabei ist die Dunkelziffer groß: Nahrungsmittel-Allergien, die zu unterschiedlichen Symptomen führen, wie Müdigkeit, Benommenheit, Reizbarkeit, Überaktivität, Kopfschmerzen, Migräne, Schwindel, Depressionen, Herzrhythmusstörungen, Übergewicht, Verstopfung, Durchfall oder rheumatischen Gelenkbeschwerden werden häufig nicht erkannt.

Gerade die dramatische Zunahme der Allergien – bei Säuglingen ebenso wie bei älteren Menschen – führt uns die alarmierende Tatsache vor Augen: Wir werden zwar immer älter, aber auch immer kränker. Die Ursache für diese besorgniserregende Entwicklung liegt auf der Hand, denn Allergien haben mit uns selbst zu tun, mit unserer ungesunden Lebensweise, mit falscher Ernährung, mit dem Bombardement an schädlichen Umwelteinflüssen, denen wir täglich ausgesetzt sind.

> **Zusammenhänge erkennen**
> Wer an einer Allergie leidet, leidet auch an unserer Zeit! Wer nicht an einer Allergie leiden will, muß etwas ändern!

Umdenken lernen

War unser Denken bisher geprägt von den schier unermeßlichen technischen Möglichkeiten, die uns Arbeitserleichterung und Lebensbequemlichkeit bescherten, so macht sich allmählich angesichts einer zerstörten Umwelt die Einsicht breit, daß wir einen Weg eingeschlagen haben, der nicht nur unsere Gesundheit, sondern auch die unserer Kinder und Kindeskinder aufs Spiel setzt.

Deswegen müssen wir uns auf die eigentlichen Werte des Lebens besinnen – sofern uns noch an einem Weiterleben auf dieser Erde liegt –, wir müssen uns von einem oberflächlichen Fortschrittsdenken lösen und unser Handeln in weiten Bereichen des Alltags von Grund auf umstellen.

Das ist keine leichte Sache, wenn Sie bedenken, wie gern wir alle an unseren Gewohnheiten festhalten,

Es geht nicht nur um uns, sondern auch um unsere Kinder.

Die eigentlichen Werte des Lebens wieder bewußt machen.

besonders wenn das Leben so bequem und angenehm verläuft wie in unseren Industrieländern mit ihrem schwindelerregenden Überfluß. Hat sich einerseits immer wieder erwiesen, wie opferbereit, erfinderisch und anpassungsfähig wir in Zeiten der Not und des Mangels sein können, zeigt sich andererseits, wie sehr wir in satten Zeiten dazu neigen, uns auf uns selbst, auf die Befriedigung der persönlichen Bedürfnisse und auf das Streben nach größtmöglichem Genuß zu beschränken.

Nachdenken und handeln

Wir leben von der Hand in den Mund und denken kaum weiter als bis zum nächsten Tag.

Mal ehrlich: Ist unser Denken nicht in erster Linie davon geprägt, welches neue Auto wir uns kaufen, wohin wir im nächsten Urlaub fahren, und was wir uns aus dem überladenen Konsumangebot noch leisten können?

Zwar fühlt sich mancher von uns nicht mehr ganz wohl in seiner Haut in Anbetracht der Hiobsbotschaften und Warnsignale drohenden Unheils, die kaum mehr zu überhören und zu übersehen sind. Aber unverdrossen halten wir an unseren bisherigen Lebensgewohnheiten fest.

Allenfalls klagen wir darüber, daß »von denen da oben« nicht genug getan wird. Dabei übersehen wir, daß »die da oben« erst dann so drastische Maßnahmen ergreifen können, wie sie heute nötig wären, wenn sie von uns Wählern signalisiert bekommen, daß wir eben diese Maßnahmen erwarten und auch bereit sind, sie zu akzeptieren.

Verantwortung muß jeder tragen

Die Zukunft unserer Welt liegt in unseren Händen.

Andererseits kommen wir nicht um die Erkenntnis herum, daß keine zentralen Regelungen greifen, solange nicht jeder einzelne von uns in seinem privaten und beruflichen Bereich bereit ist, Verantwortung für sich selbst und Mitverantwortung für die Allgemeinheit zu übernehmen.

Dazu gehört, daß wir uns darin üben, ein bißchen weiter vorauszudenken: Zum Beispiel daran, daß das Treibgas in der Dose mit Haarspray, die wir gerade in der Hand halten, das Ozonloch in der Atmosphäre unserer Erde vergrößert und uns eine Klimaveränderung beschert, bei der Überschwemmungen biblischen Ausmaßes das erhöhte Hautkrebsrisiko bei weitem in den Schatten stellen.

Immer wieder werden wir uns jedoch dabei ertappen, daß uns die Frisur für den Theaterabend mehr am Herzen liegt als irgendwelche Naturkatastrophen in weiter Zukunft, für deren Vorstellung unsere Phantasie anscheinend nicht ausreicht.

Die Folgen unseres Tuns bedenken

Folgen unseres Handelns, die erst in der Zukunft sichtbar werden und von denen die ganze menschliche Gemeinschaft betroffen ist, pflegen wir nicht zu bedenken.

Gedankenlosigkeit heute kann uns – und vor allem unsere Kinder und Enkel – Kopf und Kragen kosten.

In dieser Lage – so bedrohlich wie nie zuvor in der Geschichte unserer Erde – gibt uns die Tatsache Hoffnung, daß immer mehr Menschen die Zeichen der Zeit verstehen und sich darauf besinnen, daß wir den Ast, auf dem wir sitzen, nicht selbst absägen dürfen. Es sind diese Menschen, die sich für unsere Umwelt einsetzen, dafür Opfer bringen und versuchen, andere zum Mitmachen anzuregen, Menschen, die auch für die eigene Gesundheit Verantwortung übernehmen und sich darüber informieren, wie sich diese trotz unseres belasteten Lebensraumes erhalten läßt.

Ein anderes Denken, in dem sich der Mensch als Teil eines Ganzen begreift, sich in die Natur und ihre Gesetze eingebunden fühlt und erkennt, daß nicht alles technisch Machbare bedenkenlos umgesetzt werden darf, greift immer mehr um sich – durch alle Bevölkerungsschichten und Altersklassen.

Somit wird der Gegensatz zu jenen immer schärfer, die den drohenden Gefahren dadurch zu begegnen trachten, daß sie einfach die Augen vor ihnen verschließen.

Jeder ist aufgefordert, Verantwortung zu übernehmen.

Schulmedizin und Biologische Medizin

Gegensätzliche Meinungen sind in allen Bereichen zu beobachten, wo es darum geht, Konsequenzen aus veränderten Gegebenheiten zu ziehen – natürlich auch im Bereich der Medizin.

Jahrzehntelang hat uns der beispiellose medizinische Fortschritt in dem Glauben gewiegt, auch auf dem Gebiet unserer Gesundheit sei praktisch alles machbar.

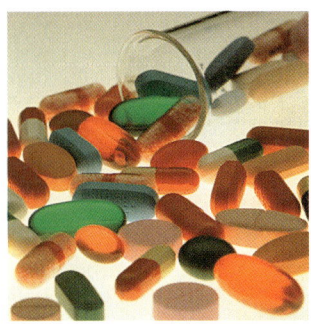

Pillen und Tabletten allein machen uns nicht gesund.

Entwicklung durch Forschung

So haben uns Impfstoffe und immer neue Antibiotika von den Gefahren der Infektionskrankheiten befreit, die früher so viele Menschen in ihren besten Jahren dahinrafften.

Schmerz-, Schlaf- und Rheumamittel lassen uns Krankheiten besser ertragen.

Die »Ersatz-Medizin« erlaubt uns, den Verlust unserer Zähne, eines Beines, des Hüftgelenks, ja einer Niere zu verkraften.

Diese Entwicklung eröffnet uns ungeahnte Möglichkeiten in der Intensivmedizin, in den Narkose- und Operationstechniken.

So war das Arztbild auch lange Zeit geprägt von dem »Halbgott in Weiß«, der stets Herr der Lage war. Der zu diesem Bild passende Patient schluckte gläubig und ohne viel zu fragen, was ihm verordnet wurde; der Arzt, so seine Ansicht und sein Anspruch, müsse ihn wieder gesund machen und die Krankenkasse habe dafür zu zahlen.

Wege zur Heilung

Inzwischen sind viele Patienten kritisch geworden und haben erkannt, daß die meisten der unzähligen pharmazeutischen Präparate, die uns heute zur Verfügung stehen, nur momentan Symptome unterdrücken, ohne daß dadurch eine echte Ausheilung der Krankheit in Gang gesetzt wird. Das gilt für Mittel gegen Fieber, Husten, Schnupfen, Durchfall, Schmerzen ebenso wie für Antihistaminika und Kortison, wie sie bei Allergien üblich sind.

Bitte bedenken Sie
Häufig sind lästige Beschwerden gerade bei akuten Krankheiten nur Ausdruck natürlicher Heilreaktionen des Körpers, durch die er sich von Krankheitsstoffen befreien will.

So ist beispielsweise nachgewiesen, daß Fieber Viren durch die erhöhte Temperatur abtötet und zusätzlich die körpereigene Abwehr aktiviert. Unterdrücken wir diese Heilreaktionen durch fiebersenkende Medikamente oder Antibiotika, stören wir unseren Organismus bei der natürlichen Bekämpfung der Krankheit.

Unterstützung der Selbstheilkräfte

Die Biologische Medizin macht es sich zur Aufgabe,
mit sanften, natürlichen Mitteln die Heilungsvorgänge
im Körper zu stärken und den »inneren Arzt«, den die
Natur uns mitgegeben hat, zu unterstützen. Das gilt
auch für chronische Krankheitsverläufe wie Rheuma,
Allergien, Infektanfälligkeit
oder Furunkulose. Durch eine
Behandlung, die Körperfunk-
tionen harmonisiert und
umstimmt und das Immunsy-
stem stärkt, unterstützt durch
eine vitalstoffreiche, auf
Vollwertkost basierende
Ernährung, läßt sich eine
überraschende Wende zum
Besseren erreichen.
Selbstverständlich wird mit
der biologischen die konventionelle Medizin nicht
überflüssig. Bei einer gefährlichen Infektion können
wir auf ein Antibiotikum nicht verzichten, bei einer
primär chronischen Polyarthritis müssen wir mit
entsprechenden Rheumamitteln für Schmerzfreiheit
sorgen, bei Diabetes das fehlende Insulin ersetzen, bei
einer schweren Allergie mit Kortison die Notbremse
ziehen.
Es heißt daher, besonnen einen Weg zu finden, bei
dem entsprechend der speziellen Situation des Patienten das jeweils Richtige für ihn eingesetzt wird. Allerdings setzt dies voraus, daß der Arzt neben seinem
schulmedizinischen Wissen, das ihm auf der Univer-
sität vermittelt wurde, sich auch Kenntnisse der
biologischen Methoden angeeignet hat.

Ziel der biologischen Behandlung
Den Körper ohne die Belastung durch
chemische Mittel, die überdies fast immer
Nebenwirkungen haben, in Bestform bringen
und damit der Krankheit den Boden entziehen. Naturheilkundlich ausgerichtete Ärzte
versuchen, auf diesem Wege eine echte
Ausheilung herbeizuführen.

Der Patient – ein Partner des Arztes

Es ist aber ebenso notwendig, daß der Patient weiß,
um was es geht.
Denn anders als früher üblich, als sich die Mitwirkung
an seiner Gesundheit auf das Rezept »Man nehme 3mal
täglich« beschränkte, ist es gerade bei der Biologischen
Medizin unumgänglich, daß der Patient als echter
Partner des Arztes aktiv mitarbeitet, daß er sich für
seine Gesundheit verantwortlich fühlt.

*Die aktive Mitarbeit des
Patienten ist unerläßlich.*

Mit einer Allergie muß man sich nicht abfinden!
Ich habe mich nach einem Vierteljahrhundert rein konventioneller Medizin an einer Münchner Universitätsklinik noch einmal auf die »Schulbank« gesetzt, um die verschiedenen Methoden der Biologischen Medizin zu erlernen und praktisch zu erproben.

Dabei erlebte ich eine Überraschung: Auf der Grundlage altbewährter Naturheilverfahren wie Wickel, Bäder, Kaltwasseranwendungen, Ernährungstherapie, Akupunktur und Homöopathie hat sich seit den fünfziger Jahren durch Integration neuester biophysikalischer Erkenntnisse und modernster Technik ein neuer Weg der Biologischen Medizin entwickelt, von dem hier als Beispiel nur die Bioresonanztherapie, die Elektroakupunktur nach Voll, die Colon-Hydro-Therapie und neue raffinierte Formen der Eigenblutbehandlung genannt werden sollen. Nachdem sich nach meinen Lehrjahren mein gesamtes medizinisches Weltbild verändert hatte, paßte ich nicht mehr in die Landschaft einer Universitätsklink und ließ mich in Rottach-Egern in eigener Praxis nieder. Dort sehe ich täglich bestätigt, daß eine Allergie – gleichgültig wie sie sich äußert – kein Schicksal ist, mit dem man sich abfinden muß.

> **Bitte bedenken Sie**
> Ein Umdenken ist auch von Ihnen, dem Patienten gefragt, wenn Sie sich der alternativen Medizin zuwenden. Der Erfolg Ihrer Behandlung hängt ganz entscheidend von Ihrer Mitarbeit ab!

Lassen Sie sich nicht entmutigen: Eine Allergie ist kein Schicksal!

Wie entstehen allergische Reaktionen?

Allergie heißt im wörtlichen Sinn »andersartige«, also überschießende Reaktion. Mancher Betroffene ist überrascht von der Heftigkeit der Reaktionen, die sein Körper ihm beim Kontakt mit vergleichsweise harmlosen Auslösern beschert.

Welche Vorgänge spielen sich bei einer Allergie ab?

Verbinden sich Allergie-auslösende Substanzen (Allergene) wie Pollen, Tierhaare, Hausstaub oder Nahrungsmittel mit einem speziellen körpereigenen Eiweißstoff (Immunglobulin E = IgE) an der Oberfläche besonderer Abwehrzellen (Mastzellen), so schütten diese ihren

gesamten Gehalt eines spezifischen Gewebshormons (Histamin) aus (Foto Seite 18).
Haut und Schleimhäute reagieren mit Rötungen, Schwellungen und übermäßigen Sekretionen: Eine Heuschnupfenattacke, ein Asthma-Anfall, Nesselsucht oder Durchfall sind die Folge.

Testmethoden

In folgendem Überblick sind die gebräuchlichsten Tests zusammengefaßt, um eine Allergie zu diagnostizieren. Leider sind alle diese Verfahren nur mehr oder weniger zuverlässige Orientierungshilfen, hundertprozentige Sicherheit gewähren sie nicht.

Tests können nur Orientierungshilfen sein.

Hauttests

• Scratchtest: An der Beugeseite der Unterarme wird die Haut an der Teststelle oberflächlich geritzt, die entsprechenden Testextrakte werden aufgebracht.
• Pricktest: Auf den Unterarm wird ein Tropfen Allergenlösung aufgebracht, durch diesen hindurch wird die Haut mit einer Nadel oberflächlich eingestochen. Nach 15 bis 30 Minuten wird die Reaktion abgelesen.
• Schleimhauttest: Auf die Augenbindehaut oder die Nasenschleimhaut wird das Allergen aufgebracht oder beim bronchialen Provokationstest eingeatmet, und beobachtet, ob Symptome auftreten.

Über die Tests
Die Hauttests sind insbesondere bei Nahrungsmittel-Allergien unzuverlässig, aber auch bei Allergien auf Tierhaare, Schimmelpilze und Milben sind sie nicht unbedingt treffsicher. Am besten ist die Übereinstimmung noch bei Pollen.

• Läppchentest: Auf die Rückenhaut werden kleine Leinenläppchen geklebt, die mit der Testsubstanz in Tropfen- oder Salbenform beschickt sind. Nach 48 oder 72 Stunden wird das Ergebnis abgelesen.

Bluttests

• Bestimmung der Immunglobuline E und G.
• RAST-Test (Radio-Allergo-Sorbent-Test) zum Nachweis einzelner Allergene.
• Cyto-Test (zytologischer Test) für Nahrungsmittelallergene: Dabei werden Blutkörperchen des Patienten

T I P

▼

Fragen Sie Ihren Arzt, welche Testmethode für Ihre Situation am besten geeignet ist.

mit Testsubstanzen zusammengebracht und aus der entsprechenden Reaktion eine Unverträglichkeit abgelesen.

Feinenergetische Tests der alternativen Medizin
• Elektroakupunktur nach Voll und Vegatest: Dabei wird an den Endpunkten der Energielinien (Meridiane) an Fingern und Zehen mit einem speziellen Spannungsmesser der Hautwiderstand gemessen. Er verändert sich in charakteristischer Weise, wenn in den Schwingungskreis des Geräts ein Allergen eingebracht wird, das der Patient nicht verträgt.
• Kinesiologischer Test: Er beruht auf einer Schwächung der Kraft der Armmuskulatur, wenn der Patient mit einer Hand ein Allergen, zum Beispiel ein Nahrungsmittel vor seine Brust hält. Der Untersucher drückt dabei den anderen seitlich ausgestreckten Arm herunter und stellt fest, daß der zu Testende seinem Druck jetzt viel weniger Widerstand entgegensetzen kann als bei der Vorprobe ohne Allergen.

Wodurch werden Allergien ausgelöst?

Viele unterschiedlichste Substanzen aus der Natur und aus unserer heutigen Chemikalien-Küche kommen als Auslöser allergischer Erkrankungen in Frage. Die Möglichkeiten sind hier unvorstellbar vielfältig, und jeder Betroffene hat seine ganz spezifische Zusammensetzung von Allergenen, die eine Allergie auslösen. Am besten wäre es, den Allergenen aus dem Weg zu gehen, denn wenn kein Allergen vorhanden ist, kann der Körper nicht reagieren.

Wenn es nur gelingt, die Allergen-Intensität zu mindern, wird schon eine Entlastung des Organismus erreicht.

Zwar gibt es Tests, um festzustellen, worauf der einzelne allergisch reagiert, jedoch kann man auf vieles auch durch Eigenbeobachtung kommen und selbst eine Menge unternehmen, um im persönlichen Umfeld für größtmögliche Allergenarmut zu sorgen – etwas, das Ihnen kein Arzt abnehmen kann (Seite 71). Gerade auf diese Aufgabe wird erfahrungsgemäß nicht die nötige Sorgfalt verwendet.
Ich bedauere es immer wieder, wenn ich sehe, wie Patienten jahrelang täglich Medikamente gegen ihr

Asthma nehmen müssen, es aber versäumt wurde, zu Hause den Schimmelpilz an der Wand, die Milben im Bett oder die mit Formaldehyd belasteten Möbel zu beseitigen. Hier sind Sie selbst als Patient aufgerufen, aktiv an Ihrer Genesung mitzuarbeiten.

Im folgenden finden Sie wenigstens die wichtigsten Möglichkeiten aufgeführt, durch die eine Allergie ausgelöst oder unterhalten werden kann. Überlegen und prüfen Sie, was auf Sie zutreffen könnte; Hilfen sind auf den Seiten 70 bis 88 zusammengestellt.

Schimmelpilze

Gerade die Schimmelpilz-Allergie ist weitverbreitet und tritt heutzutage immer häufiger auf.

Pilzsporen sind überall!

Die Pilzsporen werden eingeatmet, das in ihnen enthaltene Allergen führt zur Ausschüttung von Histamin in den Mastzellen der Bronchialschleimhaut (Seite 10): Husten, Verschleimung und Atemnot sind die Folge.

Schimmelpilze kommen überall in der Natur vor, wo es Feuchtigkeit, Schmutz oder faulendes Material wie Laub, Erde oder Müll gibt. In den Wohnungen breiten sie sich an Fenstern und auf Topfpflanzen, an feuchten Wänden, auf Tapeten, in Betten und Matratzen, in Kellern und auf Speichern aus.

Auch Schwimmbäder, Gewächshäuser, Badezimmer und Tierställe sind bevorzugte Brutstätten des Schimmelpilzes.

Schimmelpilz ist erkennbar an den Stockflecken, die selbst auf Leder zu finden sind.

Klimaanlagen und Luftbefeuchter begünstigen seine Ausbreitung.

Feuchte Wärme begünstigt Schimmelpilze

Schimmelpilze gedeihen besonders gut bei einer Luftfeuchtigkeit von 80 Prozent und einer Temperatur von 20°C. Verschlimmert sich also das Asthma bei feuchtwarmem Wetter oder im Herbst, wenn es modriges Laub gibt, liegt der Verdacht auf eine Schimmelpilz-Allergie nahe.

Zusammenhänge sollten erkannt werden.

Die verschiedenen Pilzarten setzen ihre Sporen auch zu unterschiedlichen Zeiten frei, die einen beispielsweise um die Mittagszeit, andere abends, nachts und frühmorgens. In den Monaten Februar, März, August und September werden die meisten Sporen gebildet.

Vorsicht bei Lebensmitteln

Lebensmittel, vor allem Obst und Gemüse, Trockenfrüchte, schwarzer Pfeffer, Nüsse, Getreide (Müsli!), Käse, Hefe, Sauerkraut und alkoholische Getränke wie Wein, Bier oder Sekt, können mit Schimmelpilzen verunreinigt sein, ohne daß man davon etwas sieht. Wem auffällt, daß er beispielsweise kaum eine Obst- oder Gemüsesorte verträgt, sollte eher an eine Schimmelpilz-Allergie als an eine Unverträglichkeit der einzelnen Nahrungsmittel denken! Enzyme (Eiweißverbindungen) aus Schimmelpilzen werden heute bei der Herstellung von Lebensmitteln in großem Umfang eingesetzt. Außer in Lebensmitteln finden sie im Herstellungsprozeß zahlreicher Produkte unseres täglichen Lebens Verwendung, so in Leder, Seifen, Waschmitteln, vor allem biologischen (!), Kosmetika und Zahnpasten.

Bitte beachten Sie
Auch bei der Unverträglichkeit bestimmter Medikamente, zum Beispiel Penicillin, das ja aus einem Pilz hergestellt wird, muß an eine entsprechende Allergie gedacht werden.

Milben

In unseren Breiten sind Milben heimliche Untermieter jeder Wohnung! Mit Vorliebe nisten sie in Matratzen, Bettzeug, Kissen, in Teppichen und Kuscheltieren. Günstige Klimabedingungen für die Entwicklung der Milben sind eine Raumtemperatur zwischen 15 und 30 °C, am besten 25 °C, und eine Luftfeuchtigkeit zwischen 55 und 85 Prozent, ideal sind 75 Prozent. Zwischen Mai und Oktober vermehren sich die Milben also besonders stark. Jedoch überstehen sie auch ungünstige Zeiten in Form von Protonymphen oder Eiern, um sich dann unter besseren Bedingungen wieder zu vermehren.

Unsichtbare Mitbewohner: Milben sind fast überall.

Nicht die Milbe verursacht die Allergie

Das eigentliche Allergen stellt dabei nicht die Milbe selbst, sondern ihr Kot dar. Der Kot wird während der Sommermonate in zunehmendem Maße produziert, so daß sich im Herbst die Beschwerden entsprechend verstärken.

Wenn Sie ins Bett gehen, aufstehen oder die Betten machen, können die Beschwerden durch das Aufschütteln des Bettzeugs ebenfalls verstärkt werden.

Die Parasiten gedeihen im Bett besonders gut, weil Sie mit Ihrer Körperwärme und der ausdünstenden Feuchtigkeit ein geradezu ideales Brutklima schaffen, das den Milben auch dann noch erhalten bleibt, wenn Sie das Bett morgens gleich wieder zudecken, statt es gründlich auslüften zu lassen.

Ein weiterer Vorteil für die Milben im Bett: Sie bekommen ihre Hauptnahrung gleich mitgeliefert – in Form der von Ihrem Körper abgeschilferten Hautschuppen.

Hausstaub

Die Milben-Allergie läßt sich wie die Schimmelpilz-Allergie nicht von der Allergie gegen Hausstaub trennen, da sich die Milbenexkremente und die Pilzsporen zusammen mit dem Staub verbreiten.

Unser Staub setzt sich aus vielen verschiedenen Bestandteilen zusammen: aus kleinsten Schmutz- und Rußpartikeln der Luft, aus Holzfasern, Bettfedern und vor allem aus Hautschuppen von Tier und Mensch.

Tiere

Tierhaare und Hautschuppen, aber auch Exkremente und Speichel von Tieren stellen ein häufiges Allergen dar.

So sehr ich es befürworte, gerade Kindern ein Haustier zum Liebhaben und Versorgen zu schenken, so sehr muß ich Familien mit einer allergischen Belastung davor warnen. Sie sollten grundsätzlich von der Tierhaltung Abstand nehmen! Wieviele Tränen kostet es, wenn sich ein Kind von seinem Liebling wieder trennen muß – und das ist notwendig, wenn er die Ursache für chronischen Schnupfen oder gar Asthma oder Neurodermitis ist.

Ein Kind auf allergische Reaktionen gegen Tierhaare testen zu lassen und die Anschaffung von Hund oder Katze von dem Ergebnis abhängig zu machen, ist keine Lösung. Bei einer allergischen Veranlagung kann

TIP

Haben Sie akute Beschwerden beim Staubsaugen? Das kann ein Hinweis darauf sein, daß Sie an einer Milben-Allergie leiden.

Tierallergie
Hund und Katze, Pferde und Kühe, Hasen, Meerschweinchen, Goldhamster und Vögel können eine Allergie auslösen.

es erst zur Ausbildung von Unverträglichkeits-Reaktionen kommen, wenn das Tier eine Weile in der Familie lebt.

Versteckte Gefahr

Ein direkter Zusammenhang zwischen Tier und Allergie ist häufig schwer zu erkennen.

Wenn ich rate, ein Haustier abzuschaffen, stoße ich häufig auf Widerstände, weil – so lautet dann der Einwand – keine direkten Reaktionen bemerkt werden. Das aber ist die Regel, wenn ein Allergiker ständig mit dem Tier zusammenlebt. Die Allergie ist dann versteckt, und es läßt sich genauso wenig ein direkter Zusammenhang mit den Symptomen ausmachen wie beispielsweise bei einer Weizenallergie, wenn täglich Weizenbrot gegessen wird.

Testen Sie, ob Sie allergisch sind

Die Probe aufs Exempel können Sie machen, indem Sie das Tier ein bis zwei Monate außer Haus geben, in der Zeit gründlich saugen und saubermachen.
Bessern sich die Symptome während dieser Zeit, verstärken sich aber, wenn Sie das Tier wieder zu sich nehmen, liegt der Verdacht nahe, daß es wesentlich an der Allergie beteiligt ist.
Im negativen Fall können andere, in der Wohnung verbliebene Allergene wie Milben oder Schimmelpilze eine Besserung verhindern.

Keine Allergie ist durch Fische zu befürchten, allerdings kann das Fischfutter heftige Reaktionen hervorrufen.

Als letzte Möglichkeit bleibt somit eigentlich nur eine Schildkröte, wenn sie so gehalten wird, daß sich in ihrem Gehege weder Staub noch Schimmel oder Milben ansammeln können.

Pollen

Die Pollenkörner enthalten mehr als 12 verschiedene Substanzen, die Allergiker mit überschießenden Reaktionen beantworten.
Normalerweise atmet jeder Mensch pro Tag 4000 bis 5000 Pollen ein, ohne daß sein Körper dagegen revoltiert.
Bei Allergikern genügen 40 bis 50 Pollen, um den verhängnisvollen Mechanismus seines Leidens in Gang zu setzen.
Eine Pollenallergie kann die Neurodermitis verstärken.

Beachten Sie den Pollenflugkalender

Ein breites Spektrum von Blumen-, Gräser-, Baum-
und Unkrautpollen setzt den Betroffenen zu, wobei
jeder Allergiker sein spezifisches Allergenmuster hat:
Von Februar bis April blühen Haselnuß, Pappel, Birke,
Erle, Weide, Buche und Ulme. Wer hierauf reagiert,
kann unter Umständen auch eine Unverträglichkeit
von Apfel, Birne, Kirsche, Pfirsich, Johannisbeere,
Stachelbeere und Trauben aufweisen.

Wem die Nase von Mai bis Juli tropft, wenn er Pech hat
auch bis in den September hinein, leidet wahrscheinlich
an einer Gräser- oder Getreidepollen-Allergie, oder er
verträgt den Duft von frischgemähtem Gras oder Heu
nicht. In letzterem Fall übertragen Sie das Rasenmähen
lieber einem nichtbetroffenen Familienmitglied, und
vermeiden Sie Ausflüge während der Heumahd.

Bei Beschwerden im August und September besteht
der Verdacht auf eine Allergie gegen Unkraut, vor allem
gegen Wegerich und Gemeinen Beifuß, die oft mit
einer Allergie gegen verschiedene Gewürze wie Dill,
Kümmel, Pfeffer, Muskat, Paprika, Petersilie, Senf oder
Zimt kombiniert ist.

*Bekannt ist, daß die
Aggressivität der Pollen
durch Ozon und Schad-
stoffe in der Luft (Groß-
stadt!) zunimmt.*

**Der Pollenflugkalender
zeigt Ihnen, wann welche
Pollen Ihnen das Leben
schwer machen.**

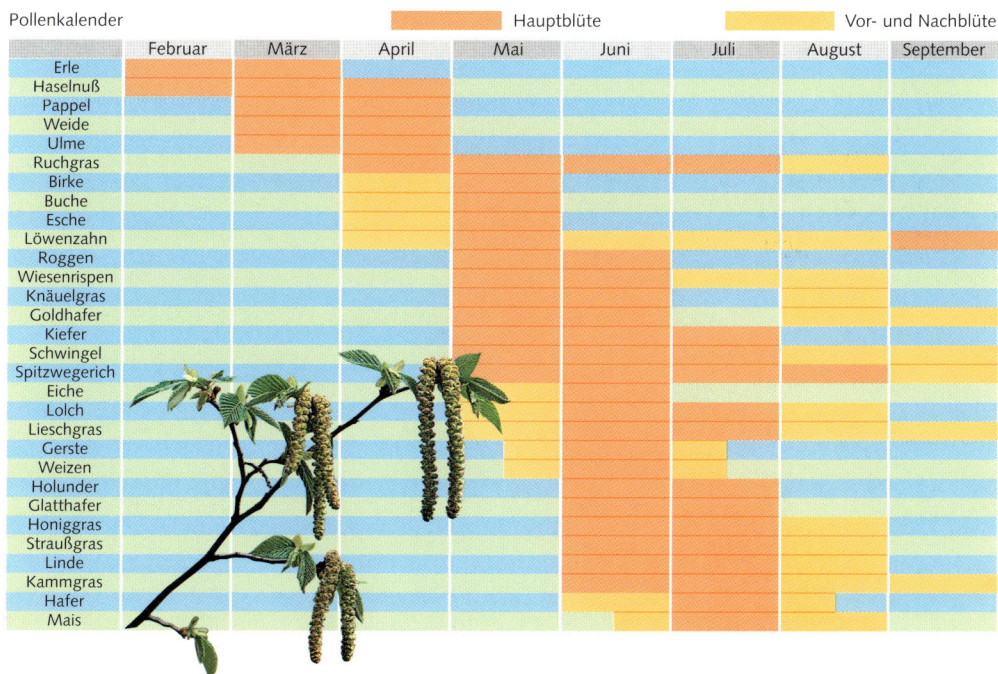

Pollenkalender   Hauptblüte   Vor- und Nachblüte

	Februar	März	April	Mai	Juni	Juli	August	September
Erle								
Haselnuß								
Pappel								
Weide								
Ulme								
Ruchgras								
Birke								
Buche								
Esche								
Löwenzahn								
Roggen								
Wiesenrispen								
Knäuelgras								
Goldhafer								
Kiefer								
Schwingel								
Spitzwegerich								
Eiche								
Lolch								
Lieschgras								
Gerste								
Weizen								
Holunder								
Glatthafer								
Honiggras								
Straußgras								
Linde								
Kammgras								
Hafer								
Mais								

Allergien –

ihre

Behandlung

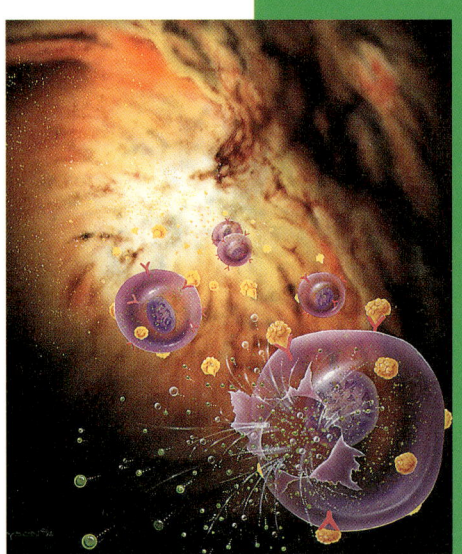

Hier finden Sie die Ursachen und Symptome der wichtigsten allergischen Erkrankungen beschrieben. Gleichzeitig erfahren Sie, wie Sie die Erkrankung bekämpfen und Beschwerden verringern können. Dabei habe ich mich bei meinen Ratschlägen selbstverständlich von meinen eigenen Erfahrungen leiten lassen. Teils können Sie meine Empfehlungen in eigener Regie umsetzen, teils sind Sie auf die Hilfe eines in Naturheilkunde ausgebildeten Therapeuten angewiesen.

Foto: Histamin-Ausschüttung

Heuschnupfen

In der Regel bildet sich der Heuschnupfen im Vorschul- oder Schulalter aus. Ganz kleine Kinder bleiben davon verschont. Erst nach dem 50. Lebensjahr klingt er ab – Grund genug, dieser Pein den Kampf anzusagen.

Wie kommt es zum Heuschnupfen?

Nicht nur das Heu, wie Sie aus dem Namen ableiten könnten, sondern vor allem Blütenpollen von Gräsern, Unkraut, Sträuchern, Bäumen und – seltener – Blumen sind es, die dem Überempfindlichen Frühlingsblühen und Sommersonne zur Folter werden lassen. Das Leiden beginnt für viele schon im Februar und endet häufig erst im September (Seite 17).

Wie äußert sich der Heuschnupfen?

Verdächtig sind Kribbeln in der Nase, Kratzen, Kitzeln oder ein wundes Gefühl im Rachen, explosives Niesen, vor allem aber eine laufende Nase, die sich langsam, aber sicher wie eine Tomate rötet. Das Sekret ist dabei wäßrig und hell. Färbt es sich gelb, ist dies eher ein Hinweis auf eine eitrige Infektion, zum Beispiel auf eine chronische Nebenhöhlenentzündung.

Meist sind auch die Augen gerötet, sie tränen und brennen. Manchmal jucken auch die Ohren oder die Schleimhäute der Genitalien. Bei Kindern besteht oft infolge einer allergischen Entzündung des Rachenrings auch Husten, der zuweilen in unstillbaren Attacken abläuft und mit Keuchhusten verwechselt werden kann.

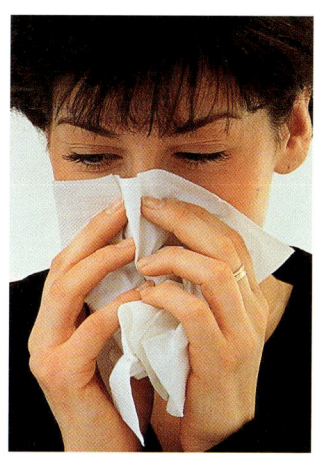

Bei Heuschnupfen hat man nicht viel zu lachen: Tränende Augen, Niesen und eine rote Nase sind typische Symptome.

Bitte beachten Sie

Der echte Heuschnupfen ist an die Frühlings- und Sommer-, allenfalls noch an die Herbstmonate gebunden. Verschwindet er dann nicht, muß an eine Kombination mit einem anderen Allergen gedacht werden, etwa an eine Schimmelpilz- und Milben-Allergie.

Schlechtes Allgemeinbefinden

Fast immer ist das Allgemeinbefinden stark beeinträchtigt. Der Patient fühlt sich müde, gereizt, nervös, schwunglos, fröstelt und kann nachts schlecht schlafen, weil die Nase zugeschwollen ist. Gelegentlich wirken die verschluckten Pollen auch auf die Darmschleimhaut, wodurch Durchfall und Bauchschmerzen verursacht werden.

Zum Arzt ■

Die Diagnose kann nur der Arzt stellen. Meist sprechen die Symptome für sich. Zur Feststellung, auf welches Pollenspektrum eine Überempfindlichkeit besteht, bewährt sich der Pricktest (Seite 11).

Zum Arzt ■

Konventionelle Therapie
Diese Behandlung kann nur vom Arzt durchgeführt werden.

Bei akuten Zuständen
Momentane Erleichterung bringen Antihistaminika als Tabletten oder Tropfen; sie blocken die allergische Reaktion ab. Neuere Präparate haben nicht mehr den Nachteil, daß sie müde machen. Zum Einsprühen in die Nase hat sich Vividrin Nasenspray bewährt, zum Einträufeln in die Augen Vividrin antiallergische Augentropfen.

Langfristige Behandlung

Hyposensibilisierung = den Organismus unempfindlich machen

Die Hyposensibilisierung: Nach Feststellung der individuellen Allergene wird versucht, den Körper unempfindlich zu machen, indem kleine Mengen von Allergenen in steigender Konzentration unter die Haut gespritzt werden.

Diese Behandlung wird in der Regel drei Jahre lang durchgeführt. Speziell bei Allergien auf Frühblüher muß Ihr Arzt bereits im Spätherbst mit den Injektionen beginnen. Die Erfolge sind unterschiedlich und hängen davon ab, wie genau bei der Testung das Allergenspektrum erfaßt wurde, aus dem das Material für die Spritzenkur zusammengestellt wird. Je größer Ihre Allergenpalette ist, um so mehr besteht die Gefahr, daß irgendwelche Allergene nicht erfaßt sind und später für das Fortbestehen des Heuschnupfens verantwortlich sind. Das können bestimmte Sorten von Gräser- und Blütenpollen sein, aber auch andere Allergene wie Schimmelpilze, Hausstaub, Milben oder Tierhaare.

Blütenpollen, beispielsweise von der Weide, können Auslöser für Heuschnupfen sein.

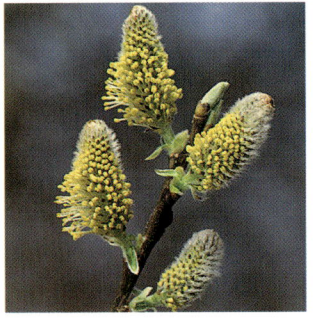

Auch ist niemand dagegen gefeit, daß sich nach erfolgreichem Abschluß der Behandlung inzwischen eine Reaktion auf neue Allergene ausgebildet hat.

Biologische Therapie

Die folgenden Behandlungsmethoden haben sich bei
Heuschnupfen bewährt.

Bei akuten Zuständen

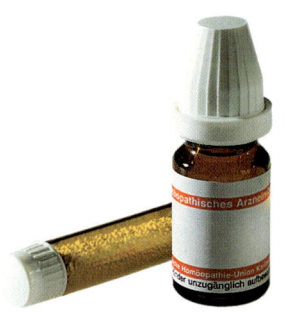

• Homöopathie
Luffa operculata ist eine südamerikanische Kürbis-
pflanze; sie bildet die Grundlage für die meisten
Heuschnupfenmittel, zum Beispiel Luffacur, Heu-
schnupfenmittel DHU zum Einnehmen oder Luffa-
Nasentropfen.
Galphimia glauca, eine mexikanische Heilpflanze,
besonders bewährt bei allergischen Haut- und
Schleimhautreaktionen, a!so auch bei Heuschnupfen.

**Homöopathische Mittel
gibt es als Tropfen,
Tabletten und Globuli.**

Vorbeugend empfiehlt sich die Einnahme von 3mal
10 Tropfen der Potenzen *D6* oder *D12* täglich; im
akuten Stadium *Galphimia D4* in langsam steigender
Dosierung von 3mal 3 auf 3mal 10 Tropfen, da es in
Ausnahmefällen zu einer Anfangsreaktion kommen
kann.
• Pflanzliche Mittel
Ermsech enthält Echinacin und Calcium Lactat.
Nehmen Sie im akuten Stadium 3mal 2 Kapseln,
reduzieren Sie dann auf 3mal 1 Kapsel.
Gencydo Ampullen (Fructus Cydon) kann der Arzt
unterstützend spritzen; im akuten Stadium täglich
1 Spritze, dann 1- bis 2mal wöchentlich 1 Spritze.
• Akupunktur
Unterstützend zu anderen Maßnahmen hat sich diese
Methode sehr bewährt. Die zu behandelnden Punkte
liegen teilweise im Gesicht, zum Beispiel neben den
Nasenflügeln.
• Lokalbehandlung
Nasenreflexöl oder Nasenreflexsalbe der Firma Iso 2-
bis 3mal täglich mit einem Wattestäbchen in die
Nasenschleimhaut massieren.

T I P

**Da das Gesicht recht
empfiehlt es sich,
empfiehlt es sich,
die Akupunktur statt
mit Nadeln mit dem
Laserstrahl vorneh-
men zu lassen.**

Langfristige Behandlung

Die folgenden Therapiemöglichkeiten haben keine
Sofortwirkung. Jedoch bieten sie die Möglichkeit, den
Heuschnupfen auf Dauer loszuwerden.
• Bei der *modifizierten Eigenblutbehandlung nach
Prof. Theurer* wird das Blut des Patienten aufbereitet

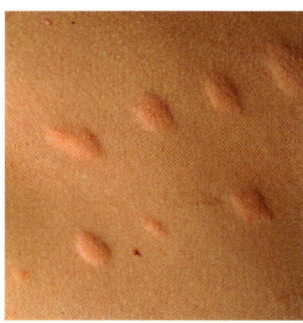

Die kleinen Quaddeln tun nicht weh; sie leiten den Heilungsprozeß ein.

Die Behandlungsdauer ist sehr viel kürzer als eine dreijährige Hyposensibilisierung: Ein Block umfaßt 10 Spritzen.

und serienmäßig in verschiedenen Verdünnungen in die Rückenhaut gespritzt, so daß kleine Quaddeln entstehen (Gegensensibilisierung Seite 62). Der Vorteil dieser Methode ist, daß im Gegensatz zur Hyposensibilisierung keine Testung der Pollenallergene nötig ist. Der Erfolg ist um so größer, je mehr Ihr Heuschnupfen zu dem Zeitpunkt »blüht«, an dem das Blut für die Herstellung der Verdünnungslösungen durch den Arzt abgenommen wird.

Wählen Sie dazu also am besten einen kurzfristig vereinbarten Termin an einem richtigen Sonnentag und machen Sie vorher noch einen Spaziergang durch blühende oder gerade gemähte Wiesen oder in der Nähe von Getreidefeldern.

Die Wirkung dieser Behandlung wird nach unterschiedlich langer Zeit spürbar: manchmal bereits schon während der Spritzenkur, manchmal erst danach. Zuweilen ist eine Besserung zu verzeichnen, der volle Durchbruch kommt aber erst im nächsten Jahr nach einer Wiederholung der Kur.

Eine Wiederholung kann auch dann notwendig sein, wenn der Heuschnupfen den ganzen Sommer hindurch besteht. In diesem Fall muß nach zwei bis drei Monaten, wenn andere Pflanzen blühen, nochmals mit Eigenblut behandelt werden.

• Ameisensäure *(Acidum formicium)* hat eine umstimmende Wirkung auch bei allergischen Erkrankungen. Ein entsprechendes Präparat (D6 oder D12, auch D30) wird entweder unter die Haut oder in die Vene in Abständen von zwei bis vier Wochen gespritzt.

Die Wirkung läßt sich verstärken, wenn gleichzeitig ein wenig Eigenblut mitgespritzt wird, das der Vene entnommen wurde. In diesem Fall muß in den Gesäßmuskel injiziert werden.

Kleine Kinder können die homöopathisch zubereitete Ameisensäure gemeinsam mit der homöopathischen Eigenblutverdünnung einnehmen (Seite 61).

Konstitutionsmittel

Das homöopathische Konstitutionsmittel (Seite 60), das individuell von einem erfahrenen Homöopathen herausgearbeitet werden muß, kann auch den Heuschnupfen langsam zum Abklingen bringen.

• Homöopathische Pollenpräparate: Unterstützend können Sie zum Beispiel *Blütenpollen D6* der Firma Arcana einnehmen, und zwar vorbeugend bereits ab Januar. Ist der Heuschnupfen ausgebrochen, erhöhen Sie die Dosis von 3mal 5 auf 5mal 5 Tropfen täglich.

• Nicht homöopathische Pollenpräparate: Zum Beispiel *Polysynergen* oder *Alvitan* machen bei längerer Einnahme den Körper durch Gewöhnung an die Pollen ebenfalls langsam unempfindlich.

• Honig: Mit regelmäßiger Einnahme eines guten, möglichst aus der Umgebung des eigenen Wohnorts stammenden Honigs läßt sich ein ähnliches Ergebnis erzielen, da er ja ebenfalls Blütenpollen enthält.

Hier die Verfahrensweise, die sich in der Vermonteser Volksmedizin vielfach bewährt hat, und die ich dem Buch von Dr. Jarvis »5mal 20 Jahre leben« (Bücher, die weiterhelfen, Seite 89) entnommen habe:

Drei Monate vor dem voraussichtlichen Ausbruch des Heuschnupfens nimmt man nach jeder Mahlzeit einen Eßlöffel Honig (am besten Wabenhonig), einen weiteren Eßlöffel in einem halben Glas Wasser abends vor dem Schlafengehen.

Zwei Wochen vor dem gefürchteten Datum sind morgens vor dem Frühstück und abends vor dem Schlafengehen zwei Teelöffel Honig und zwei Teelöffel Obstessig in einem halben oder ganzen Glas Wasser zu trinken. Ebenso muß der Eßlöffel Honig nach dem Mittag- und Abendessen weitergenommen werden.

• Bienenwaben: Kauen Sie, so oft es sich am Tage als nötig erweist, Bienenwaben; dadurch wird die Nase frei. Am besten kauen Sie in Abständen von einer Stunde insgesamt 4- bis 6mal 15 Minuten lang ein Stück von einer Bienenwabe, das der Größe eines Kaugummis entspricht.

Das Kauen von Bienenwaben soll ebenfalls bei chronischer Nebenhöhlenentzündung und Entzündungen im Mund heilend wirken.

Allgemeine Verhaltensregeln

• Meiden Sie die Allergene

Ganz können Sie sich den Pollen nicht entziehen, es sei denn, Sie siedeln sich in der Arktis an oder auf einem Berg über 5000 m Höhe. Ein paar Tips, um sich

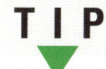

T I P

Beginnen Sie schon im Winter mit der Einnahme von Pollenpräparaten.

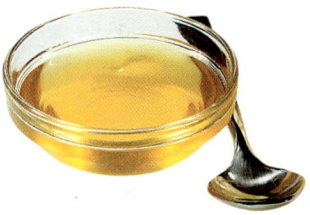

Honig schmeckt nicht nur gut, sondern ist auch eine wirksame Medizin.

Die Behandlung mit Honig sollte während der gesamten Heuschnupfenzeit täglich durchgeführt werden.

Das können Sie vor der ärztlichen Behandlung selbst unternehmen:
Homöopathische Behandlung mit den Heuschnupfenmitteln DHU, Luffacur, Luffa-Nasentropfen. Einnahme von Ermsech, Honig und Obstessig; Kuhmilch und Kuhmilchprodukte weglassen.

wenigstens einigermaßen zu schützen, finden Sie im Kapitel »Wodurch werden Allergien ausgelöst?« auf Seite 12.
• Vermeiden Sie Nahrungsmittel-Allergene
Das gilt wie für andere Allergieformen ebenso für Heuschnupfen. Dabei sind auch in diesem Fall Kuhmilch und ihre Produkte an erster Stelle zu nennen. Wer jedoch nicht so weit gehen will, tut gut daran, wenigstens während der Heuschnupfensaison die Kuhmilchprodukte zu streichen. Idealerweise sollte der Körper von allen – individuell verschiedenen – Nahrungsmittel-Allergenen entlastet werden. Näheres zum Thema Nahrungsmittel-Allergie auf Seite 39.

Asthma

Mögliche Wegbereiter für Asthma: Infekte, ausgelöst durch Viren und Bakterien.

Gerade diese quälende Krankheit erfordert den intensiven Einsatz biologischer Heilmethoden, die miteinander kombiniert am wirksamsten sind. Ganz besonders gilt bei Asthma der Grundsatz: Wehret den Anfängen!

Wie kommt es zu Asthma?

Milben: Kleine Tiere – große Wirkung. Sie können auch bei Asthma eine Rolle spielen.

Häufig liegt dieser Allergie eine erblich bedingte Überempfindlichkeit zugrunde. Die Patienten reagieren in der Regel auf verschiedene Stoffe wie Pollen, Schimmelpilze, Milben, Hausstaub, Tierkontakte oder Zigarettenrauch. Nicht zuletzt sind, mehr als gewöhnlich angenommen, versteckte Nahrungsmittel-Unverträglichkeiten im Spiel, zum Beispiel eine Allergie gegenüber Milch und anderen Nahrungsmitteln (Seite 39 und 50). Obwohl sich seelische Konflikte oder Streß verschlimmernd auswirken und ein Anfall auch einmal durch einen Krach mit dem Chef oder Ärger mit der Schwiegermutter ausgelöst werden kann, ist Asthma primär keine psychogene Erkrankung. Das heißt: Psychische Belastungen wirken sich zwar erschwerend aus, stellen aber nicht die eigentliche Ursache dar.

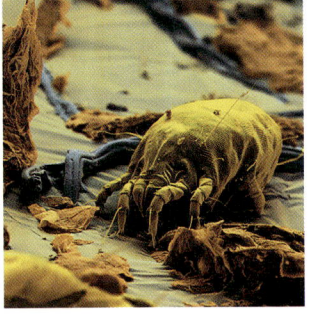

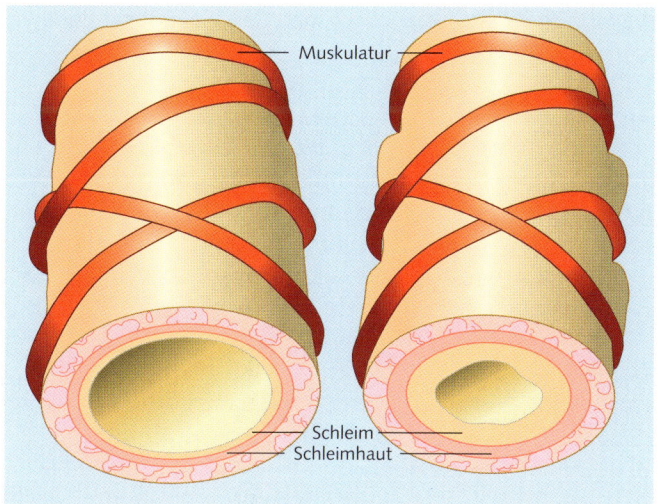

Muskulatur

Schleim
Schleimhaut

Im Asthma-Anfall
verkrampfen sich die
Bronchialmuskeln, die
Bronchien verengen sich,
Atemnot tritt auf. In der
Grafik links: gesunder
Bronchialast, rechts: für
Asthma typische Ver-
änderungen.

Wie äußert sich Asthma?

Durch Verengung der Bronchien infolge Verkrampfung
der feinen Muskelfasern in den Bronchialwänden und
durch Verschleimung entstehen Husten, Auswurf und
Atemnot. Vor allem das Ausatmen der Luft aus den
Lungenbläschen ist behindert (beim Pseudokrupp, der
jüngere Kinder oft befällt, ist dagegen ein ziehendes
Geräusch beim Einatmen zu hören). Die Lippen
können wegen mangelhafter Sauerstoffversorgung
bläulich werden.
Bei chronischem Asthma verformt sich schließlich der
Brustkorb faßförmig mit waagerecht stehenden Rip-
pen.

Anstrengungsasthma:
Körperliche Anstrengung
kann bei bestehendem
Asthma einen Anfall
auslösen.

Konventionelle Therapie

Auch bei dieser Erkrankung beschränkt sich die
konventionelle Therapie auf die Linderung der Symptome, ohne Wesentliches zu einer echten Ausheilung
beitragen zu können. Dennoch müssen wir in Anbetracht der quälenden Atemnot des Asthmatikers
besonders dankbar für die Möglichkeiten sein, die uns
die Schulmedizin bietet.
Die wichtigsten Säulen der konventionellen Therapie,
die nur vom Arzt durchgeführt werden kann, sind:
• Beta-2-Sympathikomimetika, die die verkrampften
und verengten Bronchien erweitern. Diese Mittel

■ Zum Arzt

werden meistens inhaliert (zum Beispiel Sultanol, Spiropent, Berotec);
• Theophyllinpräparate zur Behandlung des Asthma-Anfalls und vorbeugend in der Langzeittherapie;
• Cromoglyzinsäure (zum Beispiel Intal) sollte grundsätzlich als Langzeittherapie eingesetzt werden. Es bewährt sich insbesondere auch vor sportlicher Betätigung beim Anstrengungsasthma;
• Antihistaminika bessern beim Asthma wie beim Heuschnupfen (Seite 19) die allergischen Symptome.

Kortison nur im Notfall

Kortison sollte nur eingesetzt werden, wenn die gerade genannten Mittel versagen und die Schwere des Zustandes dies erfordert. Um die Nebenwirkungen zu mildern, wird häufig ein kortisonhaltiges Spray verordnet (zum Beispiel Sanasthmyl, Pulmicort).

Ziel der Behandlung muß zunächst sein, den Patienten mit den genannten Mitteln, wenn irgendmöglich unter Vermeidung von Kortison, beschwerdefrei zu bekommen, so daß sich das Asthma gar nicht erst so richtig entwickelt.

Mit der Zeit verändern sich die Bronchien und das vegetative Nervensystem wird fehlgesteuert; ein Zustand, der, je länger das Asthma besteht, desto schwerer oder überhaupt nicht mehr rückgängig zu machen ist.

Bei akuten Zuständen

Im akuten Fall muß man oft erst mit konventionellen Mitteln »die Notbremse ziehen«, um kein Risiko einzugehen. Dann kann die biologische Behandlung erfolgen.

Biologische Therapie

Die folgenden Behandlungsmethoden haben sich als erfolgreich erwiesen.
• Neuraltherapie
Für die Hautquaddeln, die an bestimmte mit der Lunge in Zusammenhang stehende Stellen am Brustkorb gespritzt werden, eignet sich vor allem *Cupridium*, ein Mittel, das aus dem krampflösenden Kupfer (cuprum) und Ameisensäure besteht.

• Homöopathische Mittel
Sie müssen grundsätzlich individuell von einem
Homöopathen ausgesucht werden. Daher kann hier
nur eine grobe Übersicht gegeben werden:
Arsenicum D30 wirkt lindernd, wenn ein schwerer
Asthma-Anfall zwischen Mitternacht und drei Uhr früh
mit großer Angst und Unruhe verbunden ist und
Atemnot und Hustenanfälle den Patienten plagen.
Ipecacuanha (besonders in der Kinderheilkunde
bewährt) bei Verschleimung mit grobem Rasseln;
Tartarus emeticus bei feinem Rasseln, blasser
Gesichtsfarbe und drohender Lungenentzündung;
Coccus cacti bei krampfhaftem Husten mit reichlich
fadenziehendem, zähem Schleim;
Natrium sulfuricum bei Asthma in einer feuchten
Gegend oder feuchten Wohnung und bei Verschlimme-
rung durch Regen oder Nebel;
Teucrium bei Verschlechterung im Herbst;
Ambra oder *Ignatia* bei Asthma nach Kummer, Sorgen
oder Kränkung.
• Komplexpräparate
Von den fertigen Mischungen mehrerer Homöopathika
seien nur einige herausgegriffen:
Tartephedreel und *Husteel* (Heel) sowie *Delmasthin,
Asthmavowen* und *Asthma-Gastreu.*
• Konstitutionsmittel
Tiefgreifend wirkt auch bei Asthma nur das homöopa-
thische Konstitutionsmittel (Seite 60), das individuell
von einem erfahrenen Homöopathen herausgefunden
werden muß.
• Hustentee
Bei Asthma und spastischer Bronchitis kann eine
Mischung aus *Huflattichblättern, Spitzwegerich,
Fenchel, Thymian* und *Melisse* zu gleichen Teilen
empfohlen werden. (Die Mischung bereitet Ihnen Ihr
Apotheker zu.) 2 Teelöffel der Mischung mit 1/4 Liter
kochendem Wasser übergießen, 10 Minuten stehenlas-
sen, abseihen, mit Honig süßen. Trinken Sie davon 3-
bis 5mal täglich 1 Tasse.
• Zitronenwickel
Er trägt dazu bei, die Verkrampfung der Bronchien zu
lösen: Legen Sie auf ein Frottiertuch ein Baumwoll-
oder Leintuch, das Sie vorher mit purem Zitronensaft

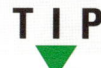

T I P

Machen Sie eine
biologische Umstim-
mungstherapie
zunächst gleichzeitig
mit der konventio-
nellen Behandlung.
Ist dann eine Besse-
rung eingetreten,
kann man versu-
chen, stufenweise
auf die Medika-
mente zu verzichten.

*Teemischungen und Wickel
helfen, Beschwerden
zu lindern.*

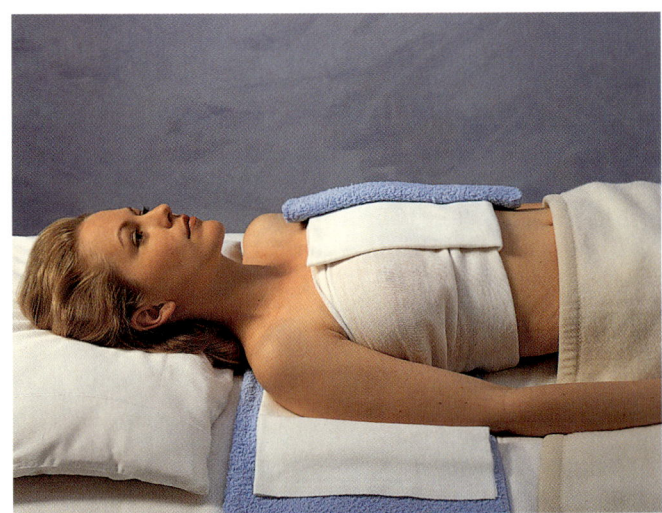

Der Quarkwickel kann eine Stunde oder – am Abend angelegt – die Nacht über liegenbleiben.

getränkt haben. Es muß so lang und so breit sein, daß es den Oberkörper gut umschließt und bedeckt. Schlagen Sie den Wickel über der Brust zusammen. Er kann stundenlang belassen werden.

• Quarkwickel
Er hat dieselbe Wirkung wie der Zitronenwickel. Bei ihm wird als innerste Lage eine Windel oder ähnliches zur Hälfte 1 cm dick mit zimmerwarmem Magerquark bestrichen und die freie Hälfte darübergeschlagen. Darüber decken Sie ein Frottiertuch und ein dünnes Wolltuch.

Langfristige Behandlung

Über die Linderung akuter Beschwerden hinaus muß es Ziel der Behandlung sein, den Patienten nach und nach von seinem Asthma zu befreien oder dies wenigstens erträglicher zu machen. Dazu dienen verschiedene Umstimmungsmethoden, die zunächst unter Beibehaltung der konventionellen Medikamente und nur vom Arzt durchgeführt werden:

Zum Arzt ■

• *Modifizierte Eigenblutbehandlung nach Prof. Theurer:* Diese Methode, schon beim Heuschnupfen (Seite 21) erwähnt, hat sich auch bei Asthma bewährt. Dabei sollte auch hier das Blut für die Zubereitung der verschiedenen Verdünnungen möglichst im akuten Stadium abgenommen werden, da die Wirkung dann besser ist. Anschließend an die Eigenblutzubereitung werden noch zytoplasmatische Präparate aus Zellbestandteilen in den Muskel injiziert, die zu einer Stärkung verschiedener innerer Organe beitragen.

• Autohomologe Immuntherapie nach Dr. Kief: Sie hat sich ebenfalls bei Asthma bewährt (Seite 63).

• Akupunktur: Sie wirkt ähnlich wie die Neuraltherapie und sollte möglichst immer eingesetzt werden, wenn es darum geht, chronisches Asthma in den Griff zu bekommen. Es sind dazu 15 bis 20 Sitzungen im Abstand von einer Woche nötig. Statt der Nadeln kann bei Kindern auch ein Lasergerät zur schmerzlosen Behandlung eingesetzt werden.

Besonders bei Kindern lohnt sich der Versuch einer Akupunktur, da sie besonders gut auf eine derartige Regulationstherapie ansprechen.

Auch beim Asthma muß die Kur eventuell ein zweites oder drittes Mal durchgeführt werden, damit sich der Erfolg stabilisiert.

Eine größere Wirksamkeit können Sie erreichen, wenn die Akupunktur mit anderen Maßnahmen kombiniert wird.

Sorgen Sie für seelische Harmonie

Die seelische Stabilisierung ist gerade bei Asthmatikern besonders wichtig, da sich negative Gemütsbewegungen verschlimmernd auswirken. Sorgen Sie also für eine möglichst streß- und konfliktfreie Lebenssituation sowohl in Ihrem privaten als auch beruflichen Umfeld! Bei Asthma hat sich überdies die Hypnose immer wieder bewährt. Sie sollte von einem dafür ausgebildeten Fachmann, meist einem Psychologen, Psychiater oder Arzt, durchgeführt werden.

Es ist schade, daß diese höchst wirkungsvolle Methode durch unrealistische Vorstellungen für viele einen zweifelhaften Beigeschmack hat. In der Hand des Kundigen ist die Hypnose eine völlig ungefährliche Möglichkeit, auf unser Unterbewußtsein und das davon gesteuerte vegetative Nervensystem einzuwirken. Beides spielt beim Krankheitsgeschehen des Asthmatikers eine große Rolle.

Atemübungen bei Asthma tragen dazu bei, ruhiger und gelassener zu werden.

Allgemeine Verhaltensregeln

Meiden Sie die Allergene! Dies ist auch bei Asthma nicht leicht, jedoch lohnt sich jede Anstrengung in dieser Richtung, um den Körper von der Auseinandersetzung mit den Allergenen zu entlasten.

• Meistens wird bei der Ernährung nicht daran gedacht, daß eine versteckte Nahrungsmittel-Allergie

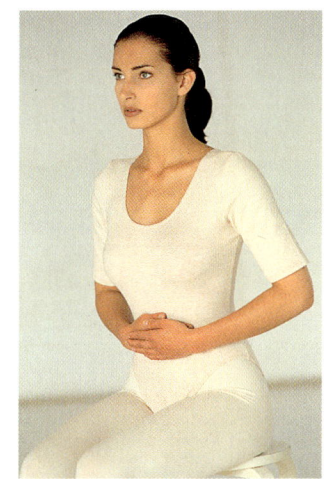

T I P

▼

Außer auf Pollen sollten Sie beim Heuasthma besonderes Augenmerk richten auf Schimmelpilze, Milben, Hausstaub, Tierhaar- und Tierhautpartikel sowie berufsbedingte Auslöser wie Mehlstaub bei Bäckerasthma.

Nicht nur Aktivraucher, auch Passivraucher werden geschädigt.

(Seite 39) vorliegen kann und die entsprechenden Lebensmittel vorübergehend oder langfristig aus dem Speiseplan gestrichen werden müssen. Auch Lebensmittel, die – unsichtbar – Schimmelpilze enthalten oder unter Verwendung von Pilzenzymen hergestellt wurden, sind verdächtig (Seite 14).

• Eine Reihe von Medikamenten enthält Substanzen, die Asthma auslösen können: zum Beispiel Sulfite in Mitteln gegen Erbrechen, in Antibiotika, Psychopharmaka, Schmerzmitteln und bronchialerweiternden Medikamenten. Sie brauchen von den Pharmafirmen nicht deklariert zu werden. Im Fall der Dauereinnahme fragen Sie beim Hersteller nach.

Auch Acetylsalizylsäure in Schmerz- oder Grippemitteln, Indometazin oder Pyrazolon, selbst Morphium können unverträglich sein.

• Luftbefeuchter schleudern häufig Schimmelpilze oder Bakterien in die Luft, auch Inhalationsgeräte müssen sorgfältig und regelmäßig gereinigt werden.

• Aber an das Naheliegende wird oft nicht gedacht – Tabakrauch; der blaue Dunst ist für den Asthmatiker reines Gift. Jeder Reiz durch chemische Stoffe in der Atemluft, und das trifft auf Tabakqualm in hohem Maße zu (sogar Formaldehyd ist darin enthalten!), kann den nächsten Asthma-Anfall vorbereiten oder auslösen, obwohl der Rauch im engeren Sinne kein Allergen ist.

Nervosität, Gereiztheit und Konzentrationsstörungen sind nur einige der unangenehmen Auswirkungen, die Raucher ihren Mitmenschen zumuten.

Auch wenn ich aus eigener Erfahrung weiß, wie schwer es ist, sich das Rauchen abzugewöhnen (hilfreich kann dabei die Akupunktur sein!), so erfüllt das Rauchen in Gegenwart anderer aus meiner heutigen Sicht den Tatbestand der Körperverletzung.

• Bei manchen Asthmatikern verursachen Infektionen eine Verschlimmerung ihres Leidens. In diesem Sinne spielt auch eine chronische Nebenhöhlenentzündung eine Rolle, wie sie bei Asthma-Patienten keine Seltenheit ist. Sie muß zunächst auf biologischem Wege – nicht durch Antibiotika! – zum Beispiel durch Akupunktur, pflanzliche oder homöopathische Mittel ausgeheilt werden.

• Machen Sie bei Infektanfälligkeit eine Klimakur im
Hochgebirge, am Mittelmeer
oder bei stabilen Naturen auch
an der Nordsee (nicht bei
Nebenhöhlenbelastung!).
Hilfreich sind auch: ein
wöchentlicher Saunabesuch,
Kneippsche Wasseranwendun-
gen (Bücher, die weiterhelfen,
Seite 89), Bürstenmassagen
und die Einnahme eines
Präparates, das Echinacin oder
die russische Taigawurzel
enthält. Schützen Sie sich – soweit Sie können– vor
Erkältungen.

> **Das können Sie vor der ärztlichen Behandlung selbst unternehmen:**
> Trinken Sie Hustentee aus Huflattich, Spitzwegerich, Fenchel, Thymian oder Melisse. Legen Sie einen Zitronen- oder Quarkwickel an. Machen Sie Atemübungen nach vorheriger Anleitung durch eine Atemtherapeutin. Nehmen Sie ein homöopathisches Komplexmittel ein wie Tartephedreel, Husteel, Delmasthin, Asthmavowen, Asthma-Gastreu.

Neurodermitis

Diese quälende Erkrankung nimmt in geradezu beäng-
stigender Weise zu. Schon kleine Kinder sind davon oft
am ganzen Körper befallen.
Gerade die Neurodermitis macht deutlich, daß eine
Krankheit meistens viel tiefere Wurzeln hat, als nach
dem äußeren Erscheinungsbild zu vermuten ist. So
spielen dabei auch eine Nahrungsmittel-Allergie (!),
eine mangelhafte Funktion von Bauchspeicheldrüse,
Milz und Leber, ein gestörter Darm, eine Herabsetzung
der Abwehrkräfte, ein Mangel an Mineralstoffen und
manches mehr eine Rolle.
Auch hier zeigt sich, daß eine biologische Ganzheitsbe-
handlung, die von mehreren Seiten her angreift, einer
nur örtlichen Behandlung überlegen ist. Aus der Sicht
der Naturheilkunde ist die Neurodermitis eine Allge-
meinerkrankung und keine Hautkrankheit und muß
deshalb auch ganzheitlich behandelt werden.

Neurodermitis ist eine »ganzheitliche« Erkrankung, nicht nur eine Erkrankung der Haut.

Wie kommt es zur Neurodermitis?

Meistens liegt eine erbliche Anlage zugrunde, die sich
bei anderen Familienmitgliedern auch in sonstigen
allergischen Erkrankungen wie Heuschnupfen, Asthma
oder Nahrungsmittel-Allergien äußern kann.

Auf einen Erbfaktor weisen trockene Haut und eine doppelte Querfalte unter den Augenlidern hin.

Schon bei Babys kann eine Erhöhung von typischen Immunglobulinen (IgE, Seite 10) im Nabelschnurblut nachgewiesen werden.

Ob es zum Ausbruch der Krankheit kommt, hängt dann vielfach davon ab, inwieweit der Körper durch Faktoren wie falsche Ernährung, schadstoffreiche Umwelt oder Tierkontakte belastet wird.

Wie äußert sich die Neurodermitis?

Im Vordergrund steht die Rötung der Haut, die meist etwas verquollen ist und zur Schuppung neigt. Manchmal nässen einige Stellen hartnäckig oder es siedeln sich Eiterbakterien, Herpes-Viren oder Pilze auf den veränderten Hautbezirken an.

Quälender Juckreiz

Bei kleinen Kindern sind oft die Wangen betroffen oder es besteht Milchschorf. Später sind außer dem Gesicht hauptsächlich Hals, Nacken, Ellenbeugen und Kniekehlen, Handgelenke und Fußrist erkrankt. Jedoch können die Hautveränderungen auch auf den Rumpf und die ganze Länge von Armen und Beinen ausgedehnt sein.

Unendlich quälend ist vor allem der begleitende Juckreiz, der die Patienten am Schlafen hindert, so daß sie schließlich zu wahren Nervenbündeln werden.

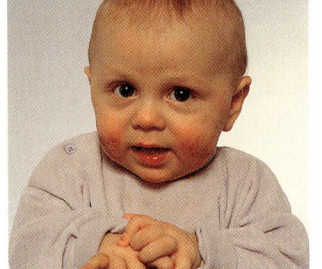

Kinder leiden besonders unter dem Juckreiz und kratzen die Haut auf.

Konventionelle Therapie

Sie erfolgt in der Regel äußerlich durch Salbenbehandlung mit oder ohne Kortison.

Kortisonsalben jedoch werden von immer mehr Patienten abgelehnt, die beobachten, daß sich die Hautveränderungen und der Juckreiz nach Absetzen der Behandlung oft schlimmer wieder ausbilden als vor der Behandlung.

Auch eine Ausbreitung auf andere, früher nicht betroffene Hautstellen ist möglich.

Immer zu bedenken

Eine alarmierende Entwicklung ist es, wenn nach Unterdrückung des Hautausschlages durch Cortisonsalbe Asthma auftritt.

Biologische Therapie

Die folgenden Methoden haben sich bewährt.

Diät

Sie ist der Grundpfeiler jeder Behandlung, die zu einer dauerhaften Besserung oder Beschwerdefreiheit führen soll. Im Gegensatz zu der herkömmlichen Meinung liegt einer Neurodermitis fast immer eine Nahrungsmittel-Unverträglichkeit zugrunde!
Allerdings ist sie meist versteckt und läßt sich erst deutlich erkennen, wenn probeweise gefastet oder eine Weglaß-Diät (Seite 49) mit nur wenigen unverdächtigen Nahrungsmitteln eingehalten wird.

Durch probeweises Fasten oder die Weglaß-Diät läßt sich eine Nahrungsmittel-Allergie »enttarnen«.

Die Weglaß-Diät

Voraussetzung dafür ist allerdings, daß die Haut nicht mit Salben behandelt wird, damit erkennbar wird, daß die Ursache für eine Besserung wirklich nur in der Diät liegt. Auch homöopathische Mittel dürfen – wegen der Möglichkeit einer Erstverschlimmerung – während dieser Zeit nicht genommen werden. Bei den meisten Patienten – bei Kindern besonders rasch – kann nach der Weglaß-Diät die Haut schnell abheilen und der Juckreiz nachlassen.

Konsequenz bei der Diät ist wichtig:

- *Keine Salben*
- *Keine Medikamente*

Schuppung als Zeichen der Besserung

Dabei schlägt die ursprünglich grelle Röte mehr ins Bläulichrote um, auch die verquollene Beschaffenheit der Haut geht zurück, und die Haut beginnt, sich kräftig zu schuppen. Das ist ein deutliches Zeichen für eine Besserung, da sich die kranken, oberflächlichen Hautschichten abstoßen. Darunter kommt eine zarte, neue, nicht entzündete Haut zum Vorschein. Wenn Sie darüberstreichen, fühlt sie sich weich an. Sie ist noch besonders gut durchblutet.
Bei Hitze, Schwitzen, bei Gemütsbewegungen oder körperlicher Aktivität kann sie sich deutlich röten, bei Abkühlung oder Erregung abblassen. Eine entzündliche Rötung dagegen bleibt konstant. Auch fehlt hier bei der lediglich stärker durchbluteten Haut der begleitende Juckreiz.

Typisch für eine Besserung: Die Hautfarbe wechselt stark.

Konsequenz zahlt sich aus

Die Erfolge mit dieser Weglaß-Diät sind so gut, daß sich ein konsequenter Versuch auf jeden Fall lohnt! Besonders bei Kindern – aber durchaus auch bei

Bei der Weglaß-Diät bitte beachten
Nicht nur zu Anfang, sondern auch, wenn nach dem Testen eines Lebensmittels eine Verschlimmerung aufgetreten ist, müssen Sie unbedingt eine erneute Besserung abwarten, bevor Sie die Erprobung des nächsten Lebensmittels starten.

Erwachsenen, bei denen allerdings noch mehr ursächliche Faktoren zu berücksichtigen sind – ist der Zusammenhang mit einer individuell unterschiedlichen Lebensmittel-Unverträglichkeit überaus eindrucksvoll und überzeugend nachzuweisen, weil die Haut in diesem Fall als ein unbestechlicher Spiegel dient. Patienten mit schwerer Neurodermitis tun gut daran – insbesondere nach einer Kortisonbehandlung –, die Einstellung auf die Diät in einer damit vertrauten Klinik vorzunehmen. Bei ihnen ist praktisch immer eine zusätzliche Behandlung zur Unterstützung notwendig.

In manchen Fällen empfiehlt sich ein Klinikaufenthalt.

Details über Durchführung und Regeln der Weglaß-Diät finden Sie in meinem Buch »Diät für Allergiker – Ratschläge und Rezepte« (Bezugsquelle Seite 89).

Das Fehlen der Vitalstoffe

Gerade bei Neurodermitikern besteht – ähnlich wie bei anderen Nahrungsmittel-Allergikern – häufig ein Mangel an Vitalstoffen, also Mineralien und Spurenelementen, manchmal auch an Vitaminen. Das gilt besonders für Kalzium, Magnesium, Zink, Selen, Mangan und die Vitamine B und C. Wenigstens zu Anfang der Therapie ist daher nach Maßgabe des Arztes für eine gewisse Zeit der Ersatz der fehlenden Mineralien angebracht (Seite 66).

Mikrobiologische Therapie des Darms

Oft wird die Haut zum Beispiel nach einer Darmgrippe schlechter.

Wie später ausführlich beschrieben (Seite 54), besteht bei Allergikern häufig eine Störung der normalen Darmbakterien.

Daher ist manchmal schon allein mit der Gabe eines Präparates, das die Darmflora wieder aufbaut, ein Erfolg bei der Neurodermitis zu verzeichnen (Seite 58)

Homöopathische Mittel

Mit ihnen läßt sich oft eine Besserung erzielen, auch hier vornehmlich mit dem homöopathischen Konstitutionsmittel. Gerade bei der Neurodermitis ist viel Erfahrung des Homöopathen nötig, da es leicht zu überschießenden Anfangsreaktionen im Sinne einer Verschlechterung kommen kann, zum Beispiel bei Schwefel-Hochpotenzen (Sulfur) (Seite 59)!

L-Peptide nach Professor Gauri

Dieses aus Molke gewonnene Mittel hat sich in einer großen Feldstudie, an der über 70 Prüfärzte teilnahmen, in einem hohen Prozentsatz als wirkungsvoll erwiesen. Nach relativ kurzer Zeit besserte sich beispielsweise der quälende Juckreiz ganz erheblich. Es ist in Form von Kapseln im Handel erhältlich (Peptina; Auskunft erteilt die Firma Peptina, Seite 90).

Lokalbehandlung

Die örtliche Behandlung der Hautveränderungen nimmt gegenüber der Allgemeinbehandlung nur eine untergeordnete Stellung ein.
In leichteren Fällen, und wenn der Patient selbst das Gefühl hat, daß die Haut spannt und unangenehm trocken ist, kann – so wenig wie möglich! – mit Salben behandelt werden, wobei die Verträglichkeit der einzelnen Salben unterschiedlich ist.

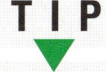

T I P

Versuchen Sie es einmal mit Akupunktur. Sie wirkt bei Neurodermitis unterstützend.

Bitte beachten Sie
Die Neurodermitis muß von innen heraus heilen, nicht durch Unterdrückung der Symptome von außen! Ganz besonders gilt dies für schwere Fälle!

Vorsicht bei pflanzlichen Salben!

Es gibt drei Hauptgründe, warum ich dafür bin, so wenig wie möglich einzucremen:
• Die Poren werden verstopft und die Hautatmung leidet.
• Bei jedem Präparat besteht die Gefahr einer Unverträglichkeit, ganz besonders übrigens, wenn die Salbe pflanzliche Substanzen enthält, vor allem Kamille, aber auch Ringelblume.
• Im Falle einer Nahrungsmittel-Testung können die Reaktionen auf der Haut nicht mehr sicher gedeutet werden: Wird die Haut besser, kann dies von der Salbe kommen, wird sie schlechter, besteht die Möglichkeit, daß die Salbe an der Verschlimmerung schuld ist.

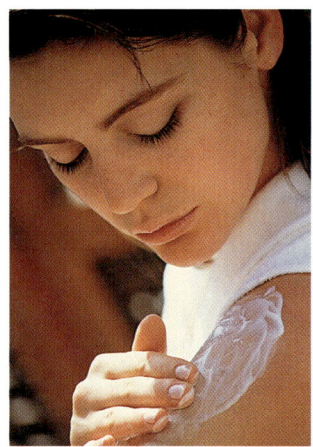

Dennoch möchte ich einige Präparate nennen, mit denen meine Patienten recht gute Erfahrungen gemacht haben: *Neribas-Salbe, Alfason-Basis Cresa, Parfenac-Salbe, Ekzevowen-Salbe, Cardio-spermum Salbe, Melkfett* und die gut verträgliche *Skinrepair Creme* für die Gesichtspflege (Firma Atamé, Adresse Seite 91). Gute Heilwirkung kann ich bei meinen Patienten mit der *Dermavit Creme* (Information: Institut für Bioinformatik, Anschrift Seite 90), mit *Ichthosin Creme* und der *Goldnerz Creme* (Intensiv und Pflege Creme) verzeichnen (Bezugsquelle Seite 90).

Wichtig ist, daß Sie sich zunächst über die Cremes Ihrer Wahl genau informieren; ausprobieren bitte erst danach.

Bewährte Mittel gegen den quälenden Juckreiz
Hilfreich ist das Abreiben der Haut mit einem mit *Tonicum Sensitive* oder *Hautaktivtonicum* (Firma Atamé, Adresse Seite 90) getränkten Wattebausch (nicht auf offene Hautstellen!).
• Oder ein Badezusatz von *Salz* aus dem Toten Meer (in der Apotheke erhältlich). Allerdings trocknet die Haut mit diesem Salz leicht aus und brennt anfangs an offenen Stellen.
• Als Alternative Umschläge mit *Stiefmütterchen-Tee:* 2 Teelöffel Kraut mit 1/2 Liter kochendem Wasser überbrühen, nicht abseihen. Mit dieser Abkochung ein Leintuch tränken, das auf die kranke Stelle gelegt wird, mit einem trockenen Tuch abdecken; den Umschlag öfter wiederholen.

Das können Sie vor der ärztlichen Behandlung selbst unternehmen:
Machen Sie ein Bad oder einen Umschlag mit Stiefmütterchenabkochung oder Salz vom Toten Meer.
Reiben Sie sich gegen den Juckreiz mit Tonicum Sensitive oder Hautaktivtonicum (Firma Atamé) ein.
Machen Sie einen Versuch mit der Weglaß-Diät.

• Manchmal lindert das Betupfen der Haut mit einem guten, kaltgepreßten Olivenöl, von dem Sie auch einen Schuß ins Wasch- oder Badewasser geben können.

Allgemeine Verhaltensregeln
Wie ein Kriminalist sollte ein Neurodermitiker vorgehen, um all das auszumerzen, was seine Haut reizen könnte – und das ist eine ganze Menge! Hier die wichtigsten Punkte, an die Sie denken müssen:

• Kleidung aus Wolle sollte nicht getragen werden, auch nicht von Familienmitgliedern, die mit dem Patienten Kontakt haben. Eine Mutter beispielsweise, die ihr Neurodermitis-krankes Kind auf den Arm nimmt, sollte ihre Wollpullover verbannen.

• Kunstfasern werden von vielen Betroffenen nicht vertragen. Oft ist nur ein geringer Anteil im Gewebe enthalten, der nicht deklariert wird.

• Am besten verträglich sind Seide und Baumwolle. Letztere wird jedoch häufig mit Formaldehyd behandelt (Appretur und Antiknittermittel!). Waschen Sie deshalb neue Baumwollsachen viermal, denn nach einmaligem Waschen kommt der Formaldehydgehalt oft noch stärker zum Tragen.

Nähte, die mit Kunstfasern genäht sind, können Sie daran erkennen, daß sie im Dunkeln hell erscheinen.

• Reinigungsmittel bleiben immer zu einem geringen Teil in der Kleidung und können Unverträglichkeitsreaktionen hervorrufen. Wählen Sie also Kleidung, die Sie waschen können, die also nicht gereinigt werden muß. Auch Textilfarben können Allergien hervorrufen. Wichtig ist, daß Sie Unterwäsche und Strümpfe tragen, die den Schweiß gut aufsaugen. Auch hier hat sich Baumwolle bewährt.

• Schuhleder, auch Turnschuhe, sind oftmals chemisch behandelt. Denken Sie daran, wenn Sie gerötete Hautstellen an den Füßen haben. Auch Gummistiefel können Hauterscheinungen hervorrufen.

T I P

Sind die Füße befallen, tragen Sie Sandalen oder stark ausgeschnittene Halbschuhe und laufen Sie zu Hause in dicken Baumwollsocken.

• Näheres zum Thema Bettzeug wird im Kapitel »So schützen Sie sich vor Allergieauslösern« angegeben (Seite 78). Benutzen Sie also kein Material aus Schafwolle oder Roßhaar! Vorsicht auch bei Schaumstoffmatratzen oder Synthetikdecken, unter denen der Neurodermitiker vermehrt schwitzt. Am besten ist eine Matratze aus pflanzlichem Material (Kapok) und eine Zudecke aus Baumwolle oder Seide.

• Die üblichen Waschmittel – auch biologische, phosphatfreie! – verursachen oft Hautreaktionen bei Neurodermitikern.

Benutzen Sie keinen Weichspüler, sondern geben Sie einen Schuß Essig ins Spülwasser. Bei Verwendung eines elektrischen Wäschetrockners bleibt die Wäsche trotzdem weich. Auch die Bettwäsche sollte so gewaschen werden! Bei Hochempfindlichen sollte die Wäsche nach dem Waschen mehrfach gespült werden.

Waschen Sie Ihre Wäsche am besten mit Neutralseife oder Seifenflocken.

T I P

▼

Jede Zahnpasta
enthält eine Vielzahl
von Zusatzstoffen,
auf die Sie allergisch
reagieren können.
Sorgfältiges Bürsten
(mindestens drei
Minuten lang) mit
reinem Wasser
genügt – eventuell
einmal pro Woche
mit Schlämmkreide
(Apotheke).

*Mit etwas Geduld finden
Sie sicher einen Duft, der
Ihnen gefällt und den Sie
auch vertragen*

Stellen Sie in der Waschmaschine den Spülgang nochmals extra ein.

• Zur Körperpflege sollten Sie auf jeden Fall Produkte ohne Konservierungsmittel und auch ohne Kräuterzusätze verwenden. Kräuter wie Kamille, Johanniskraut, Ringelblume (Calendula) sind häufig unverträglich! Aus Kreisen von Selbsthilfegruppen habe ich immer wieder gehört, daß gute Erfahrungen mit Produkten der Firma Conlei vorliegen, zum Beispiel mit dem Waschstück aus Milchserum und der Milchserum-Waschlotion (Seite 90).

Von der gleichen Firma gibt es übrigens auch, nicht nur für Allergiker, höchst geeignete Haushaltsreiniger ohne Zusätze wie Bleichmittel, Enzyme oder Formaldehyd.

• Leider ist sogar das Leitungswasser wegen der darin enthaltenen Verunreinigungen und Zusätze vielfach unverträglich und ruft bei Neurodermitikern beim Duschen oder Waschen Hautrötung oder Juckreiz hervor. Natürlich sollen Sie nicht zum Schmutzfinken werden, doch schränken Sie den Kontakt mit Wasser so weit wie möglich ein. Also nicht jeden Tag baden oder duschen!

Rückfettende Bäder können Erdnuß- oder Sojaöl enthalten, das von manchen Allergikern nicht vertragen wird!

Kleine Kinder kann man auch einmal mit irgendeinem Quellwasser aus der Flasche waschen, wenn man nicht mit dem Pfennig rechnen muß.

• Bei Kosmetika und Parfüms gilt: Je weniger Ihr Körper mit chemischen Produkten in Berührung kommt, desto besser geht es Ihnen!

Wenn Sie jedoch nicht auf Ihren Lieblingsduft oder auf eine wohlriechende Lotion nach dem Duschen verzichten wollen, testen Sie die Produkte sorgfältig. Lassen Sie eine Zeitlang alle Kosmetika weg, und setzen Sie dann probeweise nacheinander Ihre Favoriten ein. Wichtig dabei ist, daß Sie jeweils Zeitabstände von mehreren Tagen einhalten, um abzuwarten, ob eine Unverträglichkeits-Reaktion eintritt oder nicht.

• In einem Haushalt mit einem Allergiker sollten grundsätzlich keine Haustiere gehalten werden (Seite 15).

• Wohngifte, wie Formaldehyd aus Möbeln, Spanplat-
ten, verklebten Teppichen oder Holzschutzmittel, mit
denen Fenster, Holzverkleidungen oder -decken einge-
lassen sind, bilden immer wieder die Grundlage, auf
der eine Neurodermitis zum Ausbruch kommt!

Kinder sind besonders gefährdet
Bei Kindern müssen Sie an einiges mehr denken:
Spielen im Sand oder Kontakt mit Schnee, Stofftieren,
Plastikspielzeug oder Bastelmaterial wie Kleber oder
Knetgummi kann allergische Hautreaktionen hervor-
rufen. Einige Eltern ersetzen die Plastikhalterung des
Schnullers durch eine selbst gebastelte Holzhalterung,
wenn das Baby gar nicht darauf verzichten kann.
Durch den Schnuller kann es nämlich zu einem
Ekzem im Gesicht kommen.
Ausführliches über die Möglichkeiten, eine Neuroder-
mitis zu bessern, finden Sie in meinem GU Ratgeber
»Neurodermitis natürlich behandeln« (Seite 89).

T I P

Denken Sie auch
daran, daß Sie
allergisch auf ein
Produkt werden
können, das Sie
bisher einwandfrei
vertragen haben!

Nahrungsmittel-Allergie – die Krankheit mit vielen Gesichtern

Die Symptome einer Nahrungsmittel-Unverträglichkeit
sind von Patient zu Patient so unterschiedlich und
umfassen buchstäblich von Kopf bis Fuß eine so bunte
Palette der verschiedenartigsten Beschwerden, daß der
Betroffene meist gar nicht auf die Idee kommt, diese
könnten mit seiner Ernährung zusammenhängen.
Normalerweise, sollte man denken, müßten sich
unverträgliche Nahrungsmittel durch Störungen in
den Verdauungsorganen äußern. Das stimmt auch.

Oft sind Verdauungs-
störungen so harmlos, daß
sie nicht beachtet werden.

Unspezifische Symptome
Meist stehen jedoch Beschwerden im Vordergrund, die
nicht mit dem Essen in Verbindung gebracht werden,
entweder weil sie so allgemein und unspezifisch sind
wie Müdigkeit oder Nervosität oder weil sie so wenig
den Zusammenhang zum Darm erkennen lassen wie
Gelenkbeschwerden, Kopfschmerzen oder Herzjagen.
Erschwerend kommt hinzu, daß oft kein zeitlicher
Zusammenhang zwischen dem Auftreten von Sympto-

men und der Aufnahme eines bestimmten Lebensmittels auszumachen ist, ganz besonders dann nicht, wenn dieses häufig oder sogar täglich gegessen wird. Daß den genannten Erkrankungen eine gemeinsame Wurzel, nämlich eine Nahrungsmittel-Allergie, zugrundeliegen kann, zeigen nicht nur die Erfolge mit einer allergenarmen Diät, sondern auch die Beobachtung, daß sie bei ein und derselben Person kombiniert vorkommen können oder daß in derselben Familie beispielsweise die Mutter unter Migräne leidet, das Kind an Neurodermitis, Asthma oder Überaktivität, die Tante unter Depressionen und der Onkel übergewichtig ist.

Warum sich die Nahrungsmittel-Allergie so unterschiedlich äußert, ist unklar. Es hängt vielleicht damit zusammen, daß der Organismus jedes einzelnen von uns seine individuellen Schwachstellen hat.

Nahrungsmittel-Allergie – nicht immer die einzige Ursache

Nahrungsmittel-Unverträglichkeit ist oft nicht die einzige, wenn auch meist die grundlegende Ursache für Beschwerden und Erkrankungen wie

- Übergewicht
- Migräne
- Magen/Darm-erkrankungen
- hoher/niedriger Blutdruck
- rheumatische Gelenk-beschwerden
- Asthma
- Neurodermitis
- Psoriasis (Schuppenflechte)
- Infektanfälligkeit
- Überaktivität bei Kindern
- Depressionen
- Suchtkrankheiten

Meist mehrere Symptome

Selten beschränkt sich eine Nahrungsmittel-Allergie auf ein einziges Symptom. Meist treten mehrere der im Folgenden zusammengestellten Beschwerden auf, die durchaus auch einem gewissen Wechsel unterliegen können. Durchforsten Sie also die Liste sorgfältig! Haben Sie jedoch drei oder mehr Beschwerden an sich beobachtet, so liegt der Verdacht nahe, daß Sie an einer Nahrungsmittel-Allergie leiden, und der Versuch mit der Diät lohnt sich. Achten Sie dabei besonders auf die Allgemeinsymptome, die eine häufige Begleiterscheinung darstellen!

Selbstverständlich leidet nicht jeder Betroffene unter allen genannten Symptomen.

Ursachen abklären lassen

Selbstverständlich kann jedes einzelne der hier aufgeführten Symptome auch völlig andere Ursachen haben, die in jedem Fall durch entsprechende Untersuchungen abgeklärt werden müssen. Häufig aber steht das schlechte Befinden des Patienten in krassem Gegensatz zu seinen »blütenreinen« Laborbefunden – ein Umstand, der Ärzte immer wieder dazu verleitet, das Leiden als »psychisch bedingt« anzusehen und den Patienten an den Psychologen oder Psychiater zu überweisen.

Unter- und Übergewicht – beides kann auftreten.

• Allgemeine Beschwerden: Chronische Müdigkeit, Abgespanntheit, Leistungsschwäche, Lustlosigkeit, Frieren »von innen heraus«, Schauer über den Rücken, Blässe, Kribbeln in den Händen, gelegentliche Schwellungen (Ödeme) in Gesicht, zum Beispiel an den Lidern, an Händen und Fußknöcheln, Schwitzen auch ohne Anstrengung, Kopfschmerzen, Schwindel, starke Gewichtsschwankungen im Laufe des Lebens, Temperaturerhöhung.

• Seelische Störungen: Aggressivität, Nervosität, innere Unruhe, Überaktivität, Konzentrationsschwäche, schlechtes Gedächtnis, Benommenheit, Unfähigkeit zu klarem Denken, Verwirrtheit, Apathie, Antriebslosigkeit, Sprachstörungen, Reizbarkeit, Angst- und Panikzustände, Depressionen, Appetitstörungen mit Eßsucht.

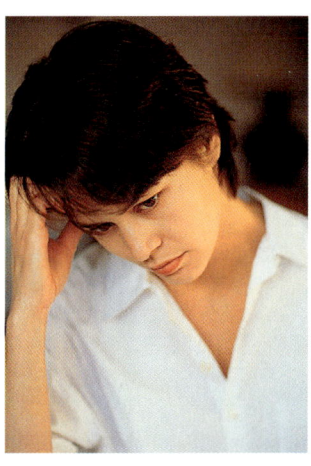

• Störungen der Sinnesorgane: Verstopfte oder wäßrig laufende Nase, chronische Nasennebenhöhlenentzündung, Niesanfälle, Bindehautentzündung, dunkle Augenringe, verschwommenes Sehen. Ohrgeräusche und häufige Ohrenentzündungen.

• Hautprobleme: Juckreiz, Ekzem (Neurodermitis), Nesselsucht (Urticaria), Schuppenflechte (Psoriasis), sonstige Hautausschläge.

Obwohl die Laborbefunde einwandfrei sind, fühlt sich der Patient schlecht. Die Beschwerden bei einer Nahrungsmittel-Allergie reichen von Abgespanntheit bis hin zu Darmgeschwüren.

• Beschwerden im Kopfbereich: Chronische Kopfschmerzen, Migräne. Verdauungsorgane:Geschwüre im Mund (Aphthen), Magen- und Zwölffingerdarmgeschwüre, Blähungen, Bauchschmerzen, chronische Verstopfung oder Durchfälle, Afterekzem, chronische Erkrankungen des Dickdarmes.

• Herz- und Kreislaufbeschwerden: Niedriger oder hoher Blutdruck, Druck oder Schmerzen in der linken Brusthälfte, zu langsamer, besonders aber zu rascher Puls, Herzjagen, Ohnmachtsanfälle.

• Beschwerden der Atemwege: Chronischer Reizhusten, Asthma, spastische Bronchitis, häufige Mandel-

entzündungen, vergrößerte Rachenmandeln (Adenoide).
- Beschwerden der Blase: Häufiges Wasserlassen, Reizblase, Einnässen, chronische Harnwegsinfektion.
- Muskel- und Gelenkbeschwerden: Muskelschmerzen, rheumatische Gelenkschmerzen, geschwollene Gelenke.

Nahrungsmittel-Allergie – Ursache für andere Krankheiten

Es gibt eine ganze Reihe bestimmter Erkrankungen, die alle im Verdacht stehen, daß ihnen als eigentliche Ursache eine Nahrungsmittel-Unverträglichkeit zugrunde liegt. Von ihnen ist im folgenden die Rede.

Übergewicht

Gerade Übergewicht ist häufig durch eine Nahrungsmittel-Allergie bedingt.
Auch hier sind Milch- und Milchprodukte, Getreide, Obst- und Gemüsesorten, Zucker und Nahrungsmittel-Zusätze die Hauptübeltäter. Werden die Allergene aus dem Speisezettel gestrichen, so purzeln die Pfunde meist von selbst, auch ohne daß Sie immerfort Kalorien zählen müssen! Gleichzeitig verschwinden Müdigkeit, Antriebslosigkeit, Reizbarkeit, innere Unruhe, Kopfschmerzen, Angst oder Depressionen – die häufigen Begleitsymptome von Übergewicht.

Ganz leicht wird Ihnen die beschriebene Diät (Seite 49) allerdings dann nicht fallen, wenn Sie ausgerechnet nach Ihren Allergenen süchtig sind.
Dieses Phänomen ist immer wieder zu beobachten und liegt wahrscheinlich dann vor, wenn bei Ihnen das Gefühl besteht, daß Sie ohne Schokolade, Kaffee, Tee, Kuchen, Brot, Milch, Joghurt oder Äpfel »nicht leben können«!
Von Allergieforschern wie Randolph und Mackarness wird die Sucht nach Drogen, Alkohol und Nikotin deshalb als reine Allergie auf diese Stoffe angesehen.

Woran auch zu denken ist
Unverträglich können viele verschiedene Lebensmittel sein: Auch von Kaffee oder sauren Äpfeln, die keine oder nur wenig Kalorien enthalten, können Sie dick werden!

Auch Untergewicht kann Folge einer Nahrungsmittel-Allergie sein. In diesen Fällen erfolgt durch die Diät eine Gewichtszunahme!

Ausführliche Informationen finden Sie in meinem Buch »Übergewicht natürlich behandeln« (Seite 89).

Migräne

Die meist einseitigen, anfallsartigen heftigen Kopfschmerzen, die mit Lichtempfindlichkeit, Übelkeit und Erbrechen einhergehen können, verleiden vielen Betroffenen das Leben.

Eine Studie von Dr. J. Egger, München, hat bewiesen: In über 80 Prozent der Migräne-Fälle liegt eine – meist versteckte – Nahrungsmittel-Allergie vor. Auch hier lohnt sich deshalb ein Versuch mit der Weglaß-Diät.

Was viele nicht wissen: Hauptursache für eine Migräne kann eine Nahrungsmittel-Allergie sein.

Magen- und Darmerkrankungen

Oft äußern sich die Folgen einer Nahrungsmittel-Unverträglichkeit für Magen und Darm derart harmlos, daß sie gar nicht weiter beachtet werden: heller, oft breiiger Stuhl, aufgetriebener Bauch, Völlegefühl.

Aber auch chronische Verstopfung oder Durchfall können auftreten bis hin zu schweren chronischen Erkrankungen wie Colitis ulcerosa, einer chronischen Darmentzündung mit typischen Geschwüren in der Darmschleimhaut.

■ Zum Arzt

Auch bei der Crohnschen Erkrankung, die mit Bauchschmerzen, Gewichtsabnahme, Darmfisteln und Durchfall einhergeht, wird eine Nahrungsmittel-Allergie vermutet.

Sehr oft ist die Darmflora gestört und muß durch entsprechende Präparate wieder aufgebaut werden (Seite 58).

Bei Magen- oder Zwölffingerdarmgeschwüren sollte ebenfalls an eine derartige Ursache gedacht werden, auch bei Geschwüren im Mund (Aphthen).

Coeliakie oder Sprue entwickeln sich praktisch immer auf der Basis einer Nahrungsmittel-Allergie.

Hoher und niedriger Blutdruck

Vor allem dann, wenn ein hoher Blutdruck mit anderen der beschriebenen Verdachtssymptomen einer Nahrungsmittel-Allergie kombiniert ist, so mit Migräne oder Übergewicht, kann ein Versuch mit der allergenarmen Diät unter Umständen die Dauereinnahme eines blutdrucksenkenden Mittels überflüssig machen.

■ Zum Arzt

Niedriger Blutdruck ist oft mit einer Nahrungsmittel-Allergie verbunden.

Selbstverständlich müssen zuvor durch einen Arzt andere organische Ursachen wie Arterienverkalkung oder Nierenerkrankungen ausgeschlossen werden!

Asthma
Viel zu selten wird an eine Nahrungsmittel-Allergie als Basis dieses chronischen Leidens gedacht (Seite 24). Auch hier steht die Milchallergie im Vordergrund. Praktisch immer ist die Nahrungsmittel-Unverträglichkeit versteckt und muß durch Weglaß-Diät und Testmahlzeiten »entlarvt« werden.
Wenn über einige Zeit Milch weggelassen wurde (meist sind auch andere Lebensmittel im Spiel), kann manchmal schon durch einen Schluck Milch ein Asthma-Anfall ausgelöst werden!
Es ist also gerade bei dieser Krankheit immer eine sachkundige ärztliche Überwachung nötig!

Zum Arzt ■

Rheumatische Gelenkbeschwerden
Ein sehr häufiges Zeichen für eine Nahrungsmittel-Allergie sind schmerzende Gelenke und Muskeln – sogar schon bei Kindern!
Auch bei chronischem Rheumatismus und Arthrose bringt eine Ernährungsumstellung oft Erfolg. Allerdings ist hier zunächst eine Fastenkur von zwei bis drei Wochen anzuraten, danach sollten Sie testen und Nahrungsmittel-Allergene vermeiden. Essen Sie statt dessen möglichst viel basenreiche Rohkost. Denn gerade bei rheumatischen Gelenkerkrankungen liegt oft eine Übersäuerung des Körpergewebes vor, vor allem durch tierisches Eiweiß wie Fleisch, Fisch, Eier, aber auch durch konzentrierte »leere« Kohlenhydrate wie Zucker, Weißmehl und Stärke. Allerdings: Wo Gelenke schon zerstört sind,

Stellen Sie Ihre Ernährung auf basenreiche Rohkost um. Der Erfolg läßt nicht auf sich warten.

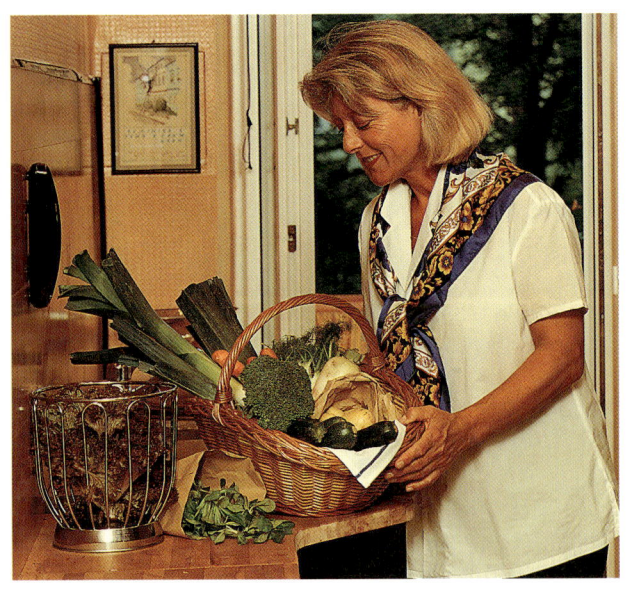

läßt sich oft nur eine mehr oder weniger deutliche Linderung erreichen.

Einer primär chronischen Polyarthritis (Entzündung mehrerer Gelenke, wie sie nach einer Angina auftreten kann) liegt ein anderer Entstehungsmechanismus zugrunde. Für sie gilt das Gesagte nicht.

Infektanfälligkeit

Oft ist eine chronische Neigung zu Infekten wie Nebenhöhlenentzündungen, Bronchitis, Mandelentzündung, Mittelohrentzündung oder Schnupfen durch eine Nahrungsmittel-Allergie bedingt.

Dies trifft besonders bei kleinen Kindern zu, die öfter krank als gesund sind. Grund ist häufig eine angeborene Milchallergie. Werden die Allergene aus der Nahrung weggelassen, bessert sich der Gesundheitszustand dieser Kinder meist deutlich.

Durch Antibiotikagaben kann die Situation verschlimmert werden, weil die ohnehin bestehende Störung der Darmflora verstärkt wird!

Dies gilt übrigens auch für immer wiederkehrende Blasenentzündungen. Sie sind – wie auch Bettnässen – oft Folge und Ausdruck einer Nahrungsmittel-Allergie und heilen erst aus, wenn die Nahrungsmittel-Allergene weggelassen werden.

Bei häufig auftretenden Infekten nicht immer zu Antibiotika greifen, sondern eine Nahrungsmittel-Allergie in Erwägung ziehen.

Heuschnupfen

Auch hier ist die Basis oft eine Nahrungsmittel-Unverträglichkeit, auf die sich dann erst die Pollenallergie »aufpfropft«. Durch Einhalten der Diät kann sich deshalb auch der lästige Heuschnupfen bessern (Seite 19).

Neurodermitis

Wie bereits dargestellt, liegt der Neurodermitis meist eine Nahrungsmittel-Allergie zugrunde. Oft bessert sich die Haut schon nach kurzer Zeit, wenn die Nahrungsmittel-Allergene weggelassen werden, und verschlechtert sich nach Genuß eines unverträglichen Lebensmittels prompt wieder. Im Gegensatz zu anderen Krankheitsbildern lassen sich die positive und die negative Reaktion an der Haut wie an einem Spiegel unschwer ablesen.

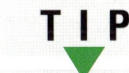

T I P

Lassen Sie die Milch während der für Sie kritischen Wochen weg – das kann schon helfen.

Nesselsucht (Urticaria)

Bei dieser Erkrankung bilden sich plötzlich juckende Hautquaddeln, die nach kurzer Zeit verblassen und dann an anderer Stelle wieder auftreten können. Auslöser sind – vor allem bei Kindern – häufig pflanzliche Allergene, mit denen die Haut in Berührung kommt, oder Insektenstiche. Seltener kommen Pollen, Staub, Chemikalien (Farbstoffe, Konservierungsmittel), Nahrungsmittel oder Bestandteile von Cremes, Ölen, Waschmitteln und Spritzmittel an Obst infrage. Innerliche Ursache für eine Nesselsucht können auch Bakterien, Viren und Pilze sein.

Es ist also auch hier wichtig, »kriminalistisch« vorzugehen, um die Ursache herauszufinden und sie nach Möglichkeit zu beseitigen.

Bitte beachten Sie

Therapeutisch sind bei Nesselsucht alle empfohlenen Maßnahmen angezeigt, die eine Allergieneigung mildern und den Körper in eine bessere Allgemeinverfassung bringen. Außerdem lohnt sich die Probe aufs Exempel mit der Test-Diät (Seite 49), um eine Nahrungsmittel-Allergie auszuschließen.

Kontakt-Allergie

Der Kontakt mit einem Allergen führt meist nach 24 bis 48 Stunden zu einer entzündlichen Rötung der Haut und zu Juckreiz an der entsprechenden Stelle. Typisch ist ein solches Ekzem an den Ohrläppchen durch nickelhaltige Ohrringe, in der Gegend des Bauchnabels durch einen Jeansknopf oder unter der Armbanduhr durch deren Gehäuse.

Außer Nickel können als berufstypische Allergene die verschiedensten Chemikalien aus dem beruflichen Bereich in Betracht kommen.

Es gilt auch hier, durch kritische Beobachtung oder durch entsprechende Tests

Chemiekalien, die eine Kontakt-Allergie auslösen können

Desinfektionsmittel oder Medikamente bei Krankenschwestern; Zitronenöl, Bittermandelöl, Sauerteig, Benzoesäure bei Bäckern; Haarfarben, Bleichmittel, Dauerwellenmittel, Duftstoffe bei Friseuren; Pflanzenschutzmittel, Kunstdünger bei Landwirten; Tinte, Pauspapier, Druckfarben, Klebemittel, Filzstifte bei Büroangestellten und im Druckereigewerbe; Öle, Schmierfette, Rostschutzmittel bei Metallarbeitern, Waschmittel, Putzmittel, Bodenwachs, Gummi bei Hausfrauen und dazu Kosmetika, Körperpflegemittel und vieles andere mehr.

(Läppchenprobe, Seite 11) Unverträgliches herauszufinden und – in schweren Fällen sogar durch einen
Berufswechsel – in Zukunft zu meiden.

Manchmal bildet sich ein Kontakt-Ekzem auf der Basis
einer – meist versteckten – Nahrungsmittel-Allergie
aus (zum Beispiel Milch oder Eier) und wird durch
entsprechende Diät besser.

Einer Kontaktdermatitis wird durch eine Schädigung
der Haut Vorschub geleistet.

Schützen Sie Ihre Haut, cremen Sie sich häufig ein.

Vermeiden Sie vorbeugend möglichst jeden Kontakt
mit Chemikalien (Gummi- oder Plastikhandschuhe!),
benutzen Sie keine alkalihaltigen Seifen, die den
Säuremantel der Haut schädigen.

Psoriasis (Schuppenflechte)

Die äußerliche Entstellung durch die geröteten, meist
mit silbrigen Schuppen bedeckten rundlichen Herde an
Armen und Beinen, oft auch an Rücken und Gesäß
sowie an der Kopfhaut, setzt die Betroffenen meist
einem starken Leidensdruck aus.

Auch hier besteht oft ein Zusammenhang mit Nahrungsmittel-Unverträglichkeiten.

Vor allem Gewürze, Alkohol, Süßigkeiten und Zucker wirken sich ver-schlimmernd auf eine Psoriasis aus.

Verschiedentlich tritt schon eine Besserung ein, wenn
man diese Substanzen wegläßt. Ist dies nicht der Fall,
so sollte ein Versuch mit der Weglaß-Diät gemacht
werden (Seite 49).

Unterstützend kann häufig auch eine Behandlung mit
Fumarsäure in Form von Kapseln, Salbe oder Lotion
sein.

Hyperkinetisches Syndrom (Überaktivität bei Kindern)

Diese Kinder ecken überall an, gelten als unerzogen,
stören in der Schule, können sich nicht konzentrieren,
leiden oft an einer Lese-Rechtschreib-Schwäche oder
einer mathematischen Teil-Leistungsschwäche. In der
Pubertät können sie durch Streunen und Aggressivität
auffallen, außerdem sind sie überdurchschnittlich
suchtgefährdet.

Die Zahl der Kinder, die wegen ihrer Unruhe nicht »stillsitzen« können – wie schon durch den »Zappel-philipp« im »Struwwelpe-ter« bekannt – wird immer größer.

Eltern der »Arbeitsgemeinschaft überaktives Kind«,
früher »Phosphatliga« (Adresse Seite 90), haben sich
immer wieder überzeugen können, daß die Symptome
ihrer Kinder durch eine allergenarme, von Phosphat

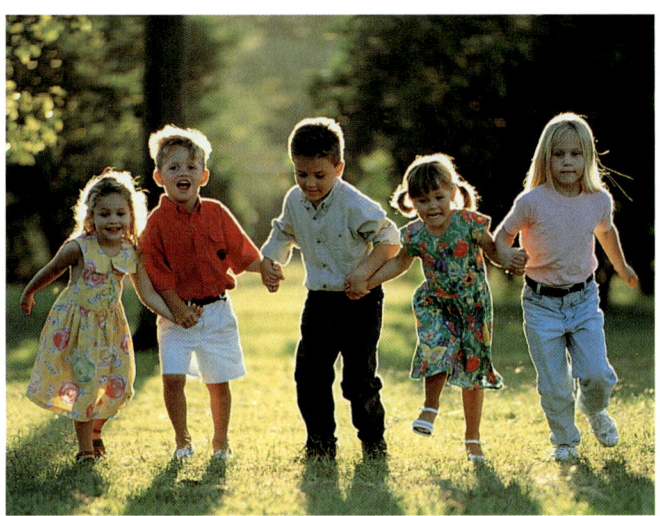

Überaktive Kinder können sich schwer in eine Gemeinschaft einfügen.

und anderen Lebensmittel-Zusätzen freie Diät innerhalb von ein bis zwei Wochen oft so drastisch gebessert wurden, daß sich die Patienten von wahren Nervensägen in umgängliche Zeitgenossen verwandelten. Grund genug, auch bei solchen Kindern einen Versuch mit der Weglaß-Diät zu machen (Seite 49), bevor zu so einschneidenden Medikamenten wie Ritalin oder Amphetamin gegriffen wird.

Depressionen und andere seelische Störungen
Viel zu wenig bekannt ist, daß ganz »normale« Nahrungsmittel und die heutzutage überall verwendeten Lebensmittel-Zusätze wegen ihrer Unverträglichkeit unser Seelengleichgewicht ganz erheblich stören können.
Reizbarkeit, Aggressivität, Nervosität, Unruhe, Konzentrationsschwäche, Resignation, Unlustgefühle und Antriebslosigkeit können ebenso darauf zurückzuführen sein wie schwere Depressionen. Immer wieder klagen die Betroffenen über grundlose Angst- und Panikzustände!
Auf einen möglichen Zusammenhang von Depressionen mit einer Quecksilbervergiftung durch Amalgamplomben, Formaldehyd und Holzschutzmittel wird bei den Allergie-Wegbereitern ab Seite 71 noch hingewiesen.

T I P

Denken Sie zuerst an eine Nahrungsmittel-Allergie, bevor Sie jahrelang Psychopharmaka einnehmen!

Sogar zu Krampfanfällen (Epilepsie) kann es auf der Basis einer Nahrungsmittel-Allergie kommen.

Weglaß-Diät – Weg zur Beschwerdefreiheit

Daß Ihre Beschwerden mit unverträglichen Nahrungsmitteln zusammenhängen, ist in dem Moment gar nicht mehr zu übersehen, wenn Sie nach Fisch oder Erdbeeren plötzlich »blühen«, also einen Ausschlag bekommen.

Viel öfter ist aber eine Allergie auf ein Nahrungsmittel versteckt, das heißt, es ist kein Zusammenhang zwischen der Nahrungsaufnahme und den Symptomen zu erkennen. Erschwert wird das Erkennen des wahren Sachverhalts dadurch, daß die geschilderten Folgen so vielschichtig sind, daß die Betroffenen – leider aber auch viele Ärzte – die Ursache verkennen.

Die Weglaß- oder Testdiät beruht darauf, daß zunächst alle Nahrungsmittel-Allergene für mindestens fünf Tage weggelassen werden!

Dies kann durch Fasten geschehen (keinen Kaffee, keinen Tee, keine Obstsäfte, sondern nur Mineralwasser trinken!) oder durch Einhalten einer Basis-Diät, bei der nur drei oder vier Nahrungsmittel gegessen wer-

Fünf Tage fasten sind eine Voraussetzung für künftige Beschwerdefreiheit.

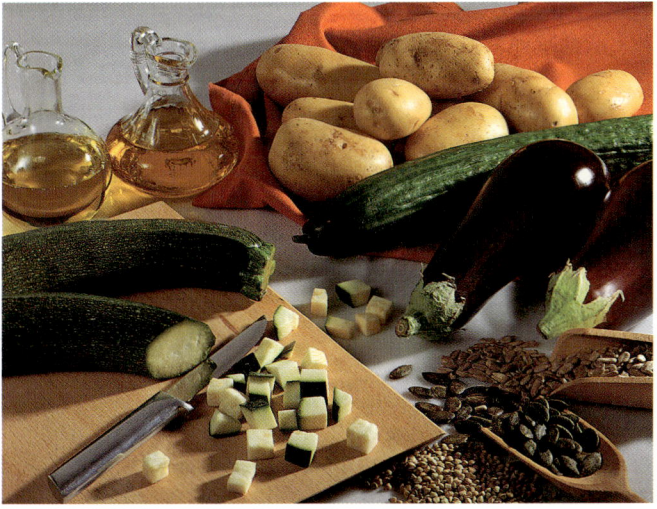

Bei der Basisdiät essen Sie nur wenige Lebensmittel – davon aber soviel Sie mögen.

T I P

Am besten können Sie eine Nahrungsmittel-Allergie durch eine Weglaß- und Test-Diät entlarven.

den, auf die selten eine Unverträglichkeit eintritt, zum Beispiel Lammfleisch, Hirse, Buchweizen, Kartoffeln, Auberginen und Distelöl.

In den allermeisten Fällen kommt es innerhalb dieser fünf Tage zu einer deutlichen Besserung oder sogar zum gänzlichen Verschwinden der Symptome – so bei der Neurodermitis zum Abblassen der Hautrötung und zu einem Nachlassen des Juckreizes.

Warnsignale erkennen

Wird danach nun ein Nahrungsmittel nach dem anderen zur Probe gegessen, so treten die Symptome beim ersten unverträglichen Lebensmittel innerhalb einer halben Stunde, manchmal auch nach einigen Stunden, seltener erst ein bis zwei Tage später wieder auf. Der Ausschlag bei der Neurodermitis verstärkt sich wieder, es kommt zu einem Migräne- oder Asthma-Anfall, zu Unruhe- oder Angstgefühlen, Hitzewallungen, Verdauungsbeschwerden oder Herzjagen, je nach dem individuellen Beschwerdebild.

Die auf diese Weise entlarvten Nahrungsmittel werden künftig aus dem Speiseplan gestrichen, die verträglichen aufgenommen.

Die erste Stufe

Beginnen Sie das Probeessen am besten mit Lebensmitteln, die selten eine Allergie auslösen. Das sind:

Lebensmittel, die selten eine Allergie auslösen

Tapioka, Hirse, Amaranth, Quinoa, Buchweizen, Lammfleisch, Avocado, Süßkartoffeln, Auberginen, Broccoli, Feldsalat, Gurke, Zucchini, Zuckerschoten, Kichererbsen, Honigmelone, Mango, Papaya, frische Feigen, Kokosnuß, Ahornsirup, Canderel-Süßstoff, Distelöl, Sonnenblumenöl.

Die zweite Stufe

Danach wählen Sie Nahrungsmittel aus einer Gruppe mit mittlerer Verträglichkeit. Das sind:

Lebensmittel, die mäßig häufig eine Allergie auslösen

Mais, Sesam, Roggen, Hafer, Gerste, Sauerrahmbutter, Ziegen-/Schafsmilch, Rind-/Kalbfleisch, Huhn, Truthahn, Forelle, Kartoffeln, grüne Bohnen, rote Bete, Fenchel, Kohlrabi, Mangold, Spinat, Birnen, Ursüße (getrockneter Zuckerrohrsaft), Birnendicksaft, Olivenöl.

Die dritte Stufe

Die »gefährlichen«, also häufig unverträglichen Nah-
rungsmittel nehmen Sie erst am Schluß – zunächst in
kleinsten Mengen:
Weizen, Margarine, Milch, Käse, Eier, Schweinefleisch,
Seefisch, Pilze (außer Champignons), Blumenkohl,
Hülsenfrüchte, Karotten, Rot-/Weiß-/Wirsingkohl,
Lauch, Zwiebeln, Knoblauch, Paprika, Sellerie, Petersi-
lie, Äpfel, Bananen, Beerenobst, Zitrusfrüchte, Wein-
trauben, Nüsse, Zucker, Teemischungen (Kamille,
Pfefferminze, Fenchel).

*Lebensmittel, die häufig
eine Allergie auslösen*

Auf Dauer gemieden werden sollten vor allem Zucker
und Schweinefleisch. Unter Umständen ist es empfehlenswert, auch auf Milch, Eier und Zitrusfrüchte zu
verzichten. Entlastet man den Körper von den Nahrungsmittel-Allergenen für einige Monate, so kann er
sich wieder so weit erholen, daß viele vorher unverträglichen Produkte wieder vertragen werden.
Eine Milchunverträglichkeit ist häufig angeboren und
schon im Säuglingsalter die Ursache für Darmkoliken
mit Schreiattacken, Blähungen, Verstopfung oder
Durchfall, später für Infektanfälligkeit, vergrößerte
Mandeln und immer wiederkehrende Mittelohrentzün-
dungen.

Die Rotations- oder Wechsel-Diät

Für Nahrungsmittel-Allergiker bewährt sich, vor allem
im ersten Jahr der Therapie, eine Rotations- oder
Wechsel-Diät. Dabei essen Sie nur jeden vierten Tag
wieder von den gleichen Lebensmitteln. Dadurch wird
vermieden, daß sich neue Allergien ausbilden, und
bewirkt, daß die vorhandenen rascher zurückgehen.
Der Erfolg der beschriebenen Weglaß- und Test-Diät
hängt davon ab, daß sie konsequent durchgeführt
wird! Fragen Sie sicherheitshalber vorher Ihren Arzt.

Der Fünf-Tage-Test zur Probe

Den Fünf-Tag-Test mit Fasten oder der Basisdiät
können Sie, in der oben angeführten Weise durchge-
führt, als Stichprobe betrachten.
Genaue Informationen sind ausführlich in meinem
Buch »Diät für Allergiker – Ratschläge und Rezepte«
(Bezugsquelle Seite 89) dargestellt.

*Ein Versuch lohnt sich:
Wenige Tage Diät können
Aufschluß geben über
Allergie-Auslöser.*

In der Natur-
heilpraxis

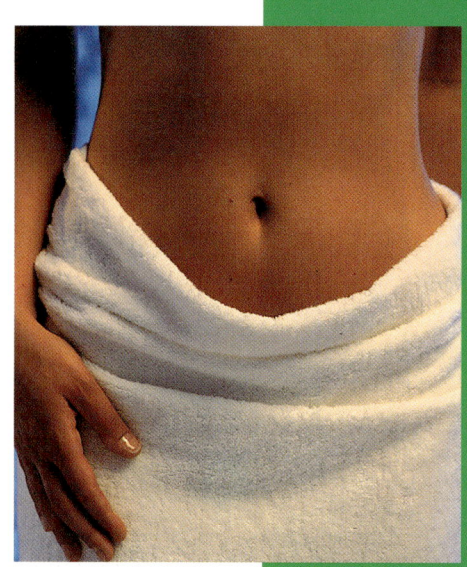

Es geht mir darum, Ihnen aufzuzeigen, wie bei der naturheilkundlichen Therapie zur Behandlung Ihrer Allergie vorgegangen wird und wie das körpereigene Regulations- und Abwehrsystem gestärkt werden kann. Besonderes Gewicht lege ich auf etwaige Störungen des Darmmilieus, die häufig ursächlich mit einer Allergie verbunden sind. Ich möchte Erläuterungen über diesen Punkt deshalb auch an den Anfang dieses Kapitels stellen.

Viele Übel kommen vom Darm

Ihre Verdauung sei völlig normal, versichern mir die
Patienten zunächst ohne den leisesten Schatten eines
Zweifels. Bei näherem Nachfragen aber kommen dann
allerhand Unregelmäßigkeiten zutage, die von der
normalen Entleerung eines geformten, braungefärbten
Stuhles ein Mal am Tag eben doch abweichen:
Verstopfung oder Durchfall werden beobachtet, oft eine
breiige, nicht geformte Stuhlbeschaffenheit, hellgelb
gefärbter Stuhl, Blähungen, Völlegefühl, ein aufgetriebener Bauch.
Schmerzen oder Koliken sind dabei seltener – leider,
muß man sagen. Denn so messen die meisten ihren
Symptomen wenig Bedeutung bei. Sie ändern weder
ihre Eßgewohnheiten noch unternehmen sie etwas zur
Wiederherstellung einer gesunden Verdauung.

Die Beschaffenheit des Stuhles gibt Aufschluß über den Gesundheitszustand.

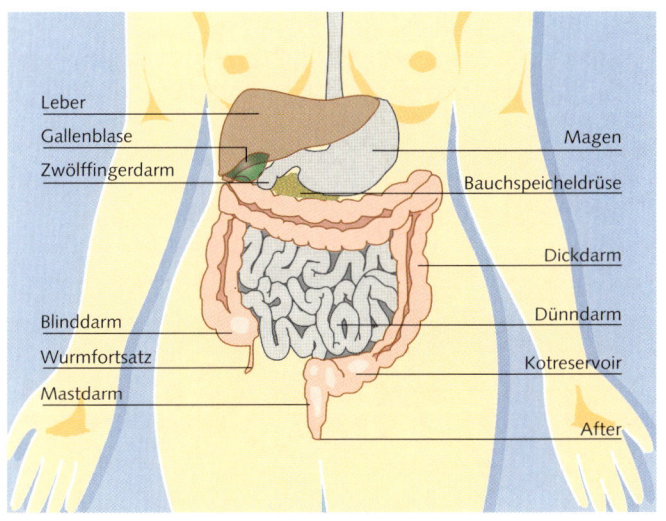

Leber
Gallenblase
Zwölffingerdarm
Magen
Bauchspeicheldrüse
Dickdarm
Dünndarm
Blinddarm
Wurmfortsatz
Kotreservoir
Mastdarm
After

Der Verdauungstrakt, der im Mund beginnt, ist eines unserer größten Organe und wesentlicher Teil unseres Immunsystems.

Darm- und andere Erkrankungen

Damit ist allzu oft den verschiedensten Krankheiten
Tür und Tor geöffnet, zunächst den eigentlichen
Darmerkrankungen wie Magen-Darm-Geschwüren,
Dickdarmentzündungen, Gallenbeschwerden bis hin
zum Darmkrebs.
Aber auch Krankheiten wie Migräne, rheumatische
Beschwerden, Akne stehen damit in Zusammenhang –

»Der Tod sitzt im Darm« heißt ein geflügeltes Wort biologisch ausgerichteter Ärzte.

und nicht zu vergessen psychische Störungen wie Depressionen, gereizte Stimmung, Aggressivität und Antriebslosigkeit.

Darmbakterien sind lebenswichtig

Wußten Sie, daß 70 Prozent unseres Lymphabwehrsystems in der Darmwand liegen und nicht, wie Sie vielleicht vermuten würden, in den Mandeln?

Eine besondere Bewandtnis haben die Bakterien, die den Dickdarm und den unteren Dünndarm besiedeln. Lange wurde ihre Bedeutung verkannt, bis sich herausstellte, welch wesentliche Rolle sie für uns spielen:
• Sie verdauen die von den Verdauungssäften nur mangelhaft angegriffene Zellulose, also Pflanzenfasern, und produzieren lebenswichtige Vitamine.
• Sie trainieren in einer intensiven Wechselbeziehung das Lymphgewebe in der Darmwand und tragen damit wesentlich zur Abwehr gegen Krankheitskeime bei.

Krank durch falsches Essen

Die Hauptattacken gegen die Gesundheit unseres Darms bewerkstelligen wir mit Messer und Gabel: Durch zu vieles und zu häufiges Essen überladen wir ihn und überfordern die Bauchspeicheldrüse. Unvollständig verdaute Nahrung jedoch führt zu Gärungs- und Fäulnisvorgängen. Vermehrte Gasbildung mit Blähungen und Völlegefühl sind die Folge. Die Gase werden teilweise durch die Darmwand vom Körper aufgenommen, führen zu einer Belastung der Leber, vor allem aber auch zu Kopfschmerzen, Benommenheit, zu schlechter Laune und Depressionen.

Die Nahrung wird ungenügend auf-geschlossen, wenn die Verdauungssäfte nicht optimal wirken können.

Damit die Verdauung optimal funktioniert, muß speziell im Zwölffingerdarm, dem obersten Teil des Dünndarms, ein besonderes Milieu herrschen, das durch die Magensäure bestimmt wird. Ist es nicht sauer genug, können die Verdauungssäfte der Bauchspeicheldrüse nicht richtig zur Wirkung kommen.

Schädigung der Darmflora

Das normale Darmmilieu wird weiter beeinträchtigt durch alles, was wir heute an Chemie so nebenbei mitschlucken, aber auch durch unsere Fehlernährung. Auf die Dauer kommt es zu einer chronischen Reizung der Darmschleimhaut mit Entzündungszuständen, die Ausführungsgänge von Gallenblase und Bauchspeicheldrüse schwellen zu, ein weiterer Grund für die

Beeinträchtigung der Verdauungsleistung. Hierdurch begünstigt, gelangen allergieauslösende Nahrungsmittel in den Körper, die sonst von der Darmbarriere abgefangen worden wären. Alle im Rahmen einer Nahrungsmittel-Allergie auftretenden Symptome können sich einstellen.

Mineralstoff- und Vitaminmangel
Durch die mangelhafte Verdauung werden wichtige Mineralien wie Zink, Mangan, Kalzium, Magnesium und Selen, die wegen der Intensivwirtschaft und der Überdüngung der Böden sowieso zu wenig in unserer Nahrung vorhanden sind, ungenügend aufgenommen. Mineralien sind Bestandteile zahlreicher Enzyme, das sind Eiweißverbindungen, die unsere Stoffwechselvorgänge steuern. Ein Enzym-Mangel wirkt sich oft an ganz anderer Stelle als am Darm aus. Das gleiche gilt für Vitamine, vor allem Vitamin B1 und Vitamin C. Die Beschwerden, zu denen es in diesem Zusammenhang kommt – Müdigkeit, Antriebslosigkeit, Gereiztheit, Schlaflosigkeit, Wadenkrämpfe und Depressionen –, werden selten mit ihrer Ursache in Verbindung gebracht: mit der Störung normaler Darmverhältnisse. Damit nicht genug: Durch die Entgleisungen des Darmmilieus werden unsere nützlichen »Hausangestellten«, die Darmbakterien, schwer geschädigt. Geschädigt werden die Darmbakterien übrigens auch durch Antibiotika, die in ihrem Vernichtungsfeldzug gegen alle Krankheitserreger nicht zwischen gefährlichen und nützlichen Bakterien unterscheiden können.

Erhöhte Infektanfälligkeit
Die Folge einer geschädigten Darmflora, wie man die Bakterienbesiedlung unseres Darms nennt, sind nicht nur mannigfaltige Verdauungsstörungen und Mangel an von diesen Bakterien produzierten Vitaminen, sondern auch der Wegfall des Trainings unseres Immunsystems, woraus eine erhöhte Infektanfälligkeit resultiert.

Gefahren für die Darmflora:

- *Chemische Stoffe wie Pestizidrückstände, Konservierungs- und Antischimmelmittel, Farbstoffe*
- *Fehlernährung mit Weißmehl, Alkohol, zuviel Zucker*

Geschädigte Darmflora – schwaches Immunsystem
Besonders deutlich sieht man diese Wirkung bei Kindern, die zuviel Süßigkeiten essen, damit ihre Darmflora schädigen und ständig krank und erkältet sind.

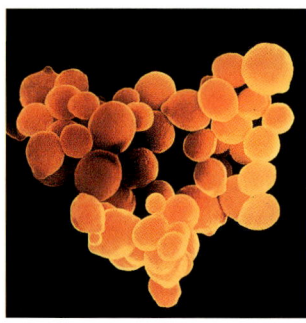

In einer geschädigten Darmflora kann sich der Soorpilz bestens ausbreiten.

Pilzbefall
In einem derart geschädigten Darm überwuchern Bakterien, die uns nicht nützen, sondern schaden. Zusätzlich breiten sich Pilze, vor allem der Soorpilz (Candida albicans), mehr und mehr aus.
Die Patienten klagen dann meist über schmierende Stühle mit gelegentlichen Schleimauflagerungen, über starke Blähungen, Durchfall oder Verstopfung und gelegentlich krampfartige Bauchschmerzen. Da die Pilze Vitamine aus der Nahrung beanspruchen, wird so der schon bestehende Vitaminmangel verstärkt.
Außerdem führen die Pilze durch Vergärung von Zucker und anderen Kohlenhydraten zur Entstehung verschiedener Fuselalkohole. Dadurch fühlen sich die Patienten immer leicht benebelt. Trinken sie nun zusätzlich noch ein Gläschen Wein, so sind sie rascher beschwipst als gewöhnlich und wundern sich, daß sie nichts mehr vertragen.

So können Sie den Darm wieder in Ordnung bringen

Leider ist nach der Methode »man nehme dreimal täglich eine Tablette«, die die meisten Patienten gewöhnt sind und die ja auch die bequemste ist, keine Abhilfe zu schaffen!
Wer seinen Darm wirklich wieder von Grund auf gesund machen will, muß zweierlei aufbringen: Geduld und Konsequenz!

Was durch jahrelange »Sünden« zerstört wurde, läßt sich nicht im Handumdrehen wieder aufbauen.

Rechnen Sie daher wenigstens mit Monaten, die Sie unter Anleitung eines in der Darmsanierung erfahrenen Arztes für ein Ziel aufwenden müssen, das sich im Interesse Ihrer Gesundheit wahrhaft lohnt: Sie werden sich wesentlich wohler fühlen und Krankheitszustände, nicht zuletzt Ihre Allergie, günstig beeinflussen.

Darmbehandlung – Schritt für Schritt
Eine Ernährungsumstellung ist die unabdingbare Grundlage! Vor allem müssen Sie strikt auf Zucker, Weißmehlprodukte, Alkohol und Schweinefleisch (auch Wurst) verzichten!

Essen Sie so wenig Süßes wie möglich! Wenn unbedingt nötig, verwenden Sie Canderel-Süßstoff (erhältlich in Reformhaus, Bioladen, Apotheke), als Alternative Honig, Birnendicksaft, Ahornsirup oder Ursüße.

Vollwertkost
Stellen Sie Ihre Ernährung auf Vollwertkost um (Seite 83). Allerdings sollten Sie dabei Ihre Nahrungsmittel-Allergene ausklammern und auf alles verzichten, was schwerverdaulich ist oder Ihnen Beschwerden bereitet. Ich bin kein Anhänger einer radikalen Ernährungsumstellung nach der »Hauruck-Methode«, wie sie mancherorts praktiziert wird. Blähungen, Völlegefühl oder Bauchschmerzen sind ein Zeichen dafür, daß Ihr geschädigter Darm mit der zwar gesunden, aber ungewohnten Rohkost nicht fertig wird.

Ernährungsumstellung:

- *Gehen Sie langsam vor.*
- *Kauen Sie gründlich.*
- *Nehmen Sie sich Zeit zum Essen.*
- *Machen Sie Pausen.*

Langsames Umgewöhnen
Essen Sie in diesem Fall das Vollgetreide erst einmal vier Wochen in gekochtem Zustand als Getreidesuppe, bevor Sie auf das morgendliche Frischkorn-Müsli (Vorsicht bei Weizenallergie!) übergehen. Eventuell müssen Sie es auch zunächst bei gekochtem Gemüse belassen, bevor Sie auf Rohkost-Salat umsteigen können (anfangs mit einigen Bissen – vor der gekochten Mahlzeit! – ausprobieren, langsam steigern). Essen Sie wenig und überlasten Sie Magen und Darm nicht, gönnen Sie ihnen vier Stunden Ruhepause zwischen den Mahlzeiten!

Stuhluntersuchung
Sie kann über Ihren Hausarzt in einem speziellen Labor angefordert werden und gibt Aufschluß über den Zustand Ihrer Darmflora. Dem Befund entnimmt Ihr Arzt, welche gesunden Darmbakterien sich noch erhalten haben, ob krankmachende überwuchern, vor allem auch, ob Pilze oder Einzeller (Protozoen) wie Lamblien oder Amöben nachgewiesen wurden. Letztere siedeln sich nämlich mit üblen Folgen wie starken Blähungen, Durchfällen und manchmal Bauchschmerzen besonders gern in einem gestörten Darm an. Sie müssen, ebenso wie Candida-Pilze, vom Arzt mit entsprechenden Mitteln beseitigt werden.

Eine Stuhluntersuchung ist sinnvoll, weil dann die Darmflora gezielt aufgebaut werden kann.

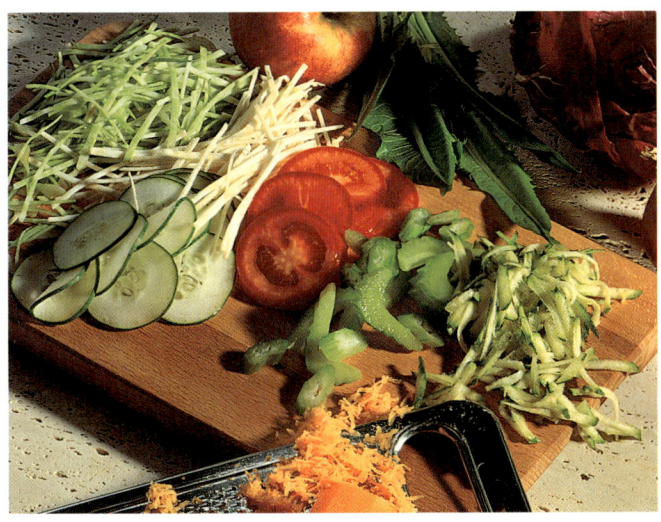

Wenn Sie es vertragen, essen Sie jeden Tag viel Rohkost, damit die Darmbakterien wieder einen Nährboden bekommen, auf dem sie sich wohlfühlen.

Aufbau einer gesunden Darmflora

Spezielle Bakterienpräparate sorgen dafür, daß eine normale Darmflora wieder aufgebaut wird. Dabei muß langsam und stufenweise vorgegangen werden. Zunächst werden Teilbestandteile oder Stoffwechselprodukte von Bakterien, später entsprechende Bakterienkulturen zugeführt. Die zur Verfügung stehenden Präparate werden je nach Erfahrung und Entscheidung des Arztes eingesetzt (Prosymbioflor, Symbioflor I und II, Hylak, Hylak forte, Omniflora, Colibiogen, Mutaflor, Rephalysin, Eugalan forte, Acidobif, Acidophilus Jura). Sie können zur Unterstützung auch Sanoghurt,

Wichtig
Pilze und Einzeller müssen zunächst durch entsprechende Mittel nach Vorschrift des Arztes beseitigt werden.

Bioghurt oder Biogarde essen und Milchzucker (1 bis 2 Teelöffel Milchzucker Töpfer) einnehmen, vorausgesetzt allerdings, daß keine Unverträglichkeit von Milchprodukten oder Milchzucker besteht (bitte vorher testen, Seite 49).
Auch aus Ihren Stuhlbakterien hergestellte Lösungen zum Einreiben, Einnehmen oder Spritzen können sich – als Unterstützung des Bakterienpräparates Symbioflor I – zur Bekämpfung von Infektanfälligkeit und zur Steigerung der Abwehrkräfte bewähren (Autovakzine).

Zum Arzt ■

Heilreaktionen
Wichtig zu wissen ist, daß gewisse Reaktionen auf die
mikrobiologische Behandlung als ausgesprochene
Heilreaktionen des Körpers angesehen werden müssen,
zum Beispiel leichtere Durchfälle, Schleimabsonderun-
gen, Schnupfen.
Keinesfalls dürfen solche Vorgänge durch schulmedizi-
nische Medikamente unterdrückt werden!
Es ist also notwendig, daß Sie sich einem in Naturheilverfahren bewanderten Therapeuten anvertrauen.
Informationsmaterial, das Ihnen die Grundlagen einer
Darmbehandlung in allgemeinverständlicher Form
schildert, erhalten Sie vom Institut für Mikroökologie
in Herborn (Adressen, die weiterhelfen, Seite 90).

*Greifen Sie nicht in die
Heilreaktionen Ihres
Körpers ein. Der Körper
leitet Giftstoffe aus!*

Homöopathie

Als Ausgangsbasis homöopathischer Zubereitungen
dienen Stoffe aus der Tierwelt (etwa Spinnengifte), aus
Pflanzen oder Mineralien. Sie werden nach bestimmten
Regeln verdünnt und verschüttelt. Hahnemann war
nämlich aufgefallen, daß sich ihre Wirkung durch die
mittlerweile sprichwörtlichen »homöopathischen
Dosierungen« erheblich verstärkt, obwohl in den
stärkeren Verdünnungen kein einziges Molekül der
ursprünglichen Substanz mehr enthalten ist.
Die Ähnlichkeitsregel, Grundlage der Homöopathie,
besagt, daß Ähnliches mit Ähnlichem geheilt wird. Im
Krankheitsfall wird also mit jener Arznei behandelt, die
bei Prüfung am gesunden Menschen die gleichen
Symptome hervorgerufen hat, wie sie der Patient zeigt.
Homöopathische Mittel sind in der Regel nach der in
ihnen enthaltenen Grundsubstanz benannt – zum
Beispiel *Lycopodium* = Bärlapp, *Nux vomica* =
Brechwurz.

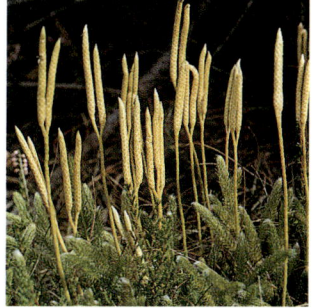

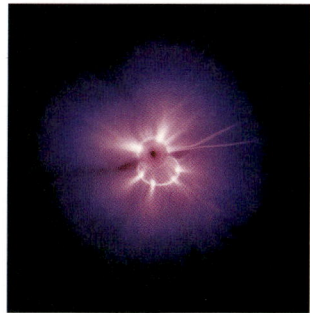

**»Lycopodium« = Bärlapp
(oben) und ein Kirlianfoto
von »Nux vomica« =
Brechwurz.**

Die Potenzen
Hinter dem Präparatenamen wird die Potenz angege-
ben, das ist die Art und Häufigkeit des Verdünnungs-
und Verschüttelungsvorgangs:
D6 bedeutet also beispielsweise, daß die betreffende
Substanz in der Ausgangsverdünnung von 1:10

(D = Dezimalpotenz) insgesamt sechsmal verdünnt und verschüttelt wurde. Daraus läßt sich eine Verdünnung von 1:1.000.000 errechnen. Dieser Vorgang heißt »Potenzierung«.

Die Wirksamkeit der Homöopathie laßt sich am besten selbst erfahren.

Die Verdünnungen sind es, die Zweifler und Kritiker immer wieder auf den Plan rufen: »Reines Wasser«, sagen sie, könne doch nichts nützen! Gerade jüngste Erkenntnisse der modernen Physik lassen jedoch darauf schließen, daß es sich hierbei um rein energetische Wirkungsvorgänge handelt, die etwa so zu erklären sind: Die »Information« der Substanz ist auf das Lösungsmittel übergegangen, und diese ist es, die heilsam wirkt – nicht die Substanz selbst.

Zur Langzeitbehandlung

Die Kunst des homöopathischen Arztes besteht darin, für jeden Patienten individuell das passende Mittel herauszufinden. Dabei orientiert er sich nicht nur an den Beschwerden des Patienten, sondern auch an Besonderheiten seiner Persönlichkeit, die durch eine ausführliche Befragung über seine Vorlieben und Abneigungen, Gewohnheiten und Eigenschaften ermittelt werden. Bei Allergien lohnt sich auf jeden Fall ein Versuch – vor allem mit einem Konstitutionsmittel, mit dem bereits manche Allergie ausgeheilt werden konnte, ohne daß die Erkrankung je wieder aufgetreten ist. Geduld ist allerdings notwendig! Die Behandlung sollte ein erfahrener Homöopath durchführen, da es manchmal zunächst zu »Erstreaktionen« kommen kann.

Das passende Mittel hilft
Ein Konstitutionsmittel, das speziell auf die Persönlichkeit eines Patienten paßt, wirkt tiefgreifend nicht nur auf körperliche Beschwerden, sondern auch auf seelische und geistige Bereiche.

Weglaß-Diät und Homöopathie nicht gleichzeitig
Patienten mit einer Nahrungsmittel-Allergie, die in der beschriebenen Weise eine Weglaß-Diät machen und die Verträglichkeit von Nahrungsmitteln testen (Seite 49), sollten anfangs nicht gleichzeitig homöopathische Mittel einnehmen, da mögliche Reaktionen auf die Arznei nicht von Unverträglichkeitsreaktionen auf Lebensmittel unterschieden werden können.

Eigenblutbehandlung

Diese natürliche Heilmethode stellt eine unspezifische Reiztherapie dar. Hierzu wird dem Patienten eine kleine Blutmenge (bis zu 10 ml) aus der Armvene entnommen und in den Gesäßmuskel wieder eingespritzt.

Wahrscheinlich verändern sich die Eiweißstoffe des Blutes bei diesem Eingriff geringfügig, so daß seine Bestandteile in dem künstlich erzeugten Bluterguß am Gesäß als Fremdkörper angesehen werden, der das Abwehrsystem mobilisiert.

Gute Erfolge hat die Eigenblutbehandlung deshalb bei Infektanfälligkeit, Gelenkerkrankungen, Unterleibsleiden, Furunkulose im Sinne einer allgemeinen Umstimmungstherapie, aber durchaus auch bei Allergien wie Asthma, Ekzemen oder Heuschnupfen.

Das Grundprinzip der Eigenblutbehandlung hat inzwischen eine Reihe von Abwandlungen erfahren: So kann das Blut mit abwehrsteigernden Mitteln, vermischt, mit ultraviolettem Licht bestrahlt oder mit Ozon-Sauerstoff angereichert werden.

Kinder, denen man die Injektion ersparen möchte, können eine homöopathische Eigenblutzubereitung einnehmen. Sie wird aus 1 Tropfen Blut durch mehrfaches Verdünnen und Verschütteln hergestellt und 1- bis 2mal wöchentlich in Form von 3 Tropfen auf die Zunge gegeben.

Bei der Eigenblutbehandlung kann das Blut mit Medikamenten vermischt, bestrahlt oder mit Sauerstoff angereichert werden.

T I P

Bei Heuschnupfen sollte diese Reiztherapie schon im Januar beginnen und über einige Wochen mit 1 bis 2 Injektionen wöchentlich durchgeführt werden.

Heilen mit Urin

Einfacher und billiger als die Eigenbluttherapie und oft genauso wirksam ist die Behandlung mit dem eigenen Urin.

Auch bei Allergien – bei Heuschnupfen, Asthma und Neurodermitis – bessern sich nach einer längeren Kur häufig die Symptome oder bilden sich sogar zurück. Getrunken wir der Morgenurin. Empfehlungen über die Menge variieren. Nach meiner Erfahrung genügt ein halbes Wasserglas täglich, wobei Sie mit einem Schnapsglas voll anfangen und die Menge langsam steigern sollten.

Überwinden Sie Ihre Abneigung und probieren Sie diese Methode selbst aus.

Die Erfolge der Behandlung mit Eigenurin sind vielfältig und unbestritten.

Selbst ausprobiert: Nach anfänglichem Widerwillen gewöhnt man sich ohne weiteres daran!
Bei Neurodermitis können Sie die Haut auch mit Urin einreiben und werden feststellen, daß der Juckreiz nachläßt, die Haut weich und die Abheilung gefördert wird. Details finden Sie in dem Buch von Carmen Thomas: »Ein ganz besonderer Saft – Urin«.

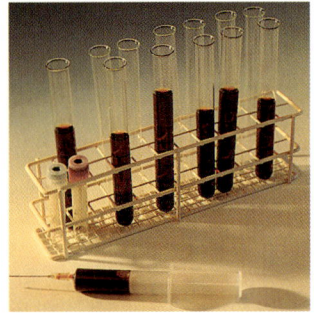

Entsprechend aufbereitetes Blut wird gespritzt und normalisiert den Abwehrmechanismus des Körpers.

Gegensensibilisierung

Die Gegensensibilisierung nach Prof. Theurer (Firma Vitorgan, Seite 90) ist eine abgewandelte Eigenblutbehandlung. Sie basiert auf der Tatsache, daß das Blut des Allergikers krankheitsbezogene Produkte enthält wie verschiedene Arten von Antikörpern und sensibilisierende Substanzen, die der Körper nicht erkannt hat und gegen die er keine Abwehrmaßnahmen einleitet. Durch bestimmte technische Veränderungen werden diese Bestandteile im Blut so verfremdet, daß sie unserem Abwehrsystem wieder als Feindobjekte erkennbar, entsprechend angegriffen und unschädlich gemacht werden.
Dem Patienten werden 10 ml Blut in einem speziellen Röhrchen abgenommen und an die Firma Vitorgan eingeschickt. Dort wird daraus eine Gegensensibilisierungs-Stammlösung hergestellt und in mehreren Schritten stark verdünnt.
Die verschiedenen Verdünnungslösungen werden dem Arzt zurückgeschickt, der damit nach einem bestimmten Rhythmus kleine Quaddeln in die Rückenhaut des Patienten spritzt.
Bewährt hat sich diese Methode außer bei Krankheiten wie Gelenkrheumatismus vor allem auch bei allergischen Erkrankungen wie Neurodermitis, Asthma und Heuschnupfen.
Kombiniert wird die Gegensensibilisierung von vielen Ärzten mit der Injektion von zytoplasmatischen Präparaten, die aus Zellbestandteilen verschiedener Organe hergestellt werden (keine Zelltherapie im üblichen Sinne!). Sie sollen die Reparaturmechanismen des Körpers unterstützen.

T I P

▼

Lassen Sie das Blut möglichst auf dem Höhepunkt der Krankheit abnehmen, also bei Heuschnupfen an einem sonnigen Tag mit starkem Pollenflug.

Autohomologe Immuntherapie

Bei der autohomologen Immuntherapie nach Dr. Kief handelt es sich um eine Eigenbluttherapie im erweiterten Sinn. Durch den Arzt werden dem Patienten bis zu 150 ml Blut in einer Flasche abgenommen und an die Laborgemeinschaft für autohomologe Immuntherapie eingeschickt (Adresse Seite 90). Dort werden bestimmte Bestandteile abgespalten, einer Veränderung unterzogen und mit Ozon behandelt. Das so entstandene Produkt wird im Kühlcontainer an den Arzt geschickt und von ihm über einen längeren Zeitraum verteilt in den Muskel oder unter die Haut gespritzt. Damit ist es möglich, therapeutisch auf immunologische Vorgänge einzuwirken.

Bei Kindern bis zu 6 Jahren kann das Heilmittel auch aus Urin hergestellt werden.

Bewährt hat sich die Behandlung besonders bei Asthma und Neurodermitis, für die in 80 Prozent der Fälle positive Ergebnisse angegeben werden.
Bei Kindern bis zu 6 Jahren läßt sich ein entsprechendes Präparat, das eingenommen wird, auch aus Urin herstellen. In späterem Alter ist dies wenig wirksam.

Akupunktur

Durch Reizung bestimmter Punkte am Körper lassen sich die verschiedensten Gesundheitsstörungen günstig beeinflussen.

Die Akupunktur, auch die Ohrakupunktur, kann bei allergischen Erkrankungen helfen.

Reizen kann man die Akupunkturpunkte durch Nadeln (dies ist die gebräuchlichste Methode) oder einen Laserstrahl, aber auch durch Wärme oder Massage, die Akupressur. Mit dem völlig schmerzlosen Laserstrahl läßt sich durch eine 15 bis 30 Sekunden lange Bestrahlung der Akupunkturpunkte die gleiche Wirkung erzielen wie mit den Nadeln.
Bewährte Anwendungsgebiete sind Migräne, Nebenhöhlenentzündungen, Trigeminusneuralgie, Bettnässen, Beschwerden des Bewegungsapparates wie Hexenschuß, Schulterschmerz, Nackenschmerzen und Magen-Darmstörungen.
Aber auch bei Allergien leistet die Methode gute Dienste; sie mildert die Symptome bei Heuschnupfen und Neurodermitis. Bei Asthma sollte immer eine Aku-

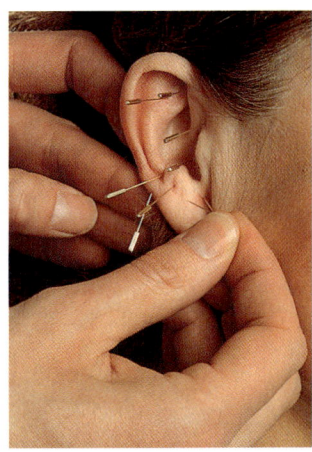

punkturserie durchgeführt werden, da andere Therapieanwendungen, auf die freilich bei einem chronischen Leiden wie diesem nicht verzichtet werden kann, wirksam unterstützt werden (Adresse Seite 90).

Ohrakupunktur
In der Ohrmuschel sind alle Bereiche des Körpers – vom Scheitel bis zur Sohle – in kleinem Maßstab »abgebildet«. Mit Nadeln oder dem schmerzlosen Laserstrahl kann auch über diese Punkte oft wirkungsvoll behandelt werden.

Bioresonanztherapie

Die Bioresonanztherapie – eine Therapieform, für die das oft mißbrauchte Wort »sensationell« ruhig einmal verwendet werden darf.

Stand bei den bisherigen Therapieformen die Chemie Pate, so werden in der Medizin der Zukunft biophysikalische Methoden eine immer größere Rolle spielen. Feinste, von menschlichen Sinnen nicht wahrnehmbare, ultraschwache Signale steuern die Vorgänge in unserem Körper. Sind wir kerngesund, treten harmonische Schwingungen auf, haben wir eine Krankheit, so mischen sich krankhafte, disharmonische Schwingungen darunter.

Eine biophysikalische Methode
Moderne Forschungen haben diese Zusammenhänge auf so faszinierende Weise dargestellt, daß ich sie Ihnen nicht vorenthalten möchte:

Professor C. W. Smith von der Salford University setzte 150 freiwillige Patienten einer Londoner Allergie-Klinik einer schwachen Wechselspannung mit verschiedenen Frequenzen aus. Eine der Versuchspersonen war eine junge Frau, die auf ihr Allergen mit schweren Gehstörungen zu reagieren pflegte, so daß sie sich nur mühsam fortbewegen konnte.

Krankheit erscheint in Form einer bestimmten Energieschwingung und kann offenbar durch eine andere Schwingung geheilt werden.

Genau die gleichen Symptome konnten nun ausgelöst werden, wenn in 3 m Entfernung ein Gerät, von dem elektromagnetische Schwingungen ausgesandt werden (Sinus-Oszillator) mit einem Draht von 1,5 m Länge als Antenne und einer Frequenz von 2,5 Hertz eingeschaltet wurde. Diese drastische Wirkung, von der ich mich anhand eines Video-Films überzeugen konnte,

wurde von einem extrem schwachen Strom hervorgerufen, der an der Antenne nur 1 Volt betrug und am
Standort der Patientin nicht mehr meßbar war.

Eine eindrucksvolle Wirkung
Schaltete Prof. Smith die Frequenz jetzt auf 154 Hertz
um, so konnte er damit die krankhafte Bewegungs-
störung sofort wieder löschen: Augenblicklich konnte
die Patientin wieder unbehindert gehen.
Aber es kommt noch erstaunlicher: Prof. Smith stellte
ein Röhrchen mit Wasser neben den Oszillator und
behandelte dieses mit der »heilenden«, also neutralisie-
renden Frequenz. Gab er dieses der Patientin lediglich
in die Hand, waren die Gehstörungen ebenso schlagartig behoben!
Jetzt verstehen Sie vielleicht auch, weswegen homöopathische Hochpotenzen (Seite 59) wirken können,
obwohl gar kein Molekül der Ausgangssubstanz mehr
enthalten ist.
Das Experiment mit den ultrafeinen Stromspannungen
und den verschiedenen Frequenzen, die – bei jedem
Patienten unterschiedlich! – die Allergiesymptome
nachahmen oder auch abschalten können, legt die
Annahme nahe, daß Krankheiten jeweils mit einer
ganz bestimmten Energieschwingung verbunden sind
und durch eine andere Energieschwingung geheilt
werden können.

Die Information, das biophysikalische Signal, wirkt auch ohne Materie!

So wird die Bioresonsanztherapie durchgeführt

Das Gerät bietet dem Körper automatisch verschiedene
Frequenzen an, aus denen sich dieser seine »Heilfre-
quenz« heraussucht. Der Vorgang: Abnahme der
Schwingungen vom Patienten – Einleiten in das Gerät
mit Veränderung des Frequenzspektrums – Rückgabe
der Schwingungen an den
Körper – wiederholt sich viele
Male. In diesen Regelkreis
können Allergene eingegeben
werden, unverträgliche Nahrungsmittel, Pollen, Tierhaare,
wodurch die Allergie
»gelöscht« und der Körper
gegen Allergene unempfind-

**Die Bioresonanztherapie –
eine »elegante« Methode**
Sie läßt sich auch bei zahlreichen anderen
Krankheiten und Beschwerden mit Erfolg
einsetzen, so bei Schmerzen, Förderung von
Heilungsverläufen und zum Energieaufbau.

Die Bioresonanztherapie kann sehr zur Verbesserung der Lebensqualität beitragen.

lich gemacht wird. Nahrungsmittel, die ursprünglich vermieden werden müssen, können auf diese Weise eher wieder gegessen werden, der Heuschnupfen bessert sich, Tierkontakt löst keine unliebsame Reaktion mehr aus.

Natürlich ist die Bioresonanztherapie nicht immer ein Wundermittel, aber zur unterstützenden Behandlung der Allergien möchte ich sie nicht missen.

Lykotronic-Therapie

In ähnlicher Weise wirkt die Lykotronic-Therapie, die – über eine Harmonisierung der Energiezentren des Körpers (Chakren) – ebenfalls sehr erfolgreich mit körpereigenen Schwingungen arbeitet (Adresse Seite 90).

Entsprechend ausgebildete Therapeuten sind mit dem Diagnoseteil des Gerätes auch in der Lage, Nahrungsmittel-Unverträglichkeiten zu testen und diese anschließend therapeutisch zum Abklingen zu bringen.

Behandlung mit Mineralien und Spurenelementen

Am wichtigsten für uns sind Calcium, Chrom, Kalium, Kupfer, Magnesium, Eisen, Mangan, Natrium, Phosphor, Selen, Silicium, Zink.

Mineralien und Spurenelemente (Mineralien, die der Körper nur in »Spuren« braucht), die wir normalerweise mit der Nahrung zu uns nehmen, sind für unsere Stoffwechselvorgänge von ausschlaggebender Bedeutung.

So kommt es zum Mineralien-Mangel
Daß in unserer Industriegesellschaft bei vielen Menschen ein Mangel an Mineralien und Spurenelementen vorliegt, hat mehrere Gründe:

Verringerte Aufnahme
Durch die Intensivwirtschaft sind unsere Böden ausgelaugt, durch die Kunstdüngung wird das natürliche Verhältnis der Mineralstoffe im Boden verschoben, durch den sauren Regen nehmen die Pflanzen teilweise zu wenig Mineralien auf.

Hinzu kommt, daß wir durch unsere verarbeitete
Nahrung zu wenig Vollkornprodukte, Gemüse und
Salat als hauptsächliche Quelle wichtiger Mineralien
und Spurenelemente zu uns nehmen. Weißmehl und
Zucker berauben uns sogar dieser wichtigen Substanzen, die zur Verarbeitung der »leeren Kohlenhydrate«
benötigt werden.

*Achten Sie auf Zucker und
weißes Mehl; sie sind
wahre Mineralienräuber.*

Mangelhafte Resorption

Ist die Verdauungsleistung durch Veränderung unseres
Darmmilieus auf Grund von Ernährungssünden
beeinträchtigt oder ist die Schleimhaut durch Aufnahme von Nahrungsmittel-Allergenen gereizt und
entzündet, können die Mineralien aus der Nahrung
nicht in genügendem Maße aufgenommen werden.

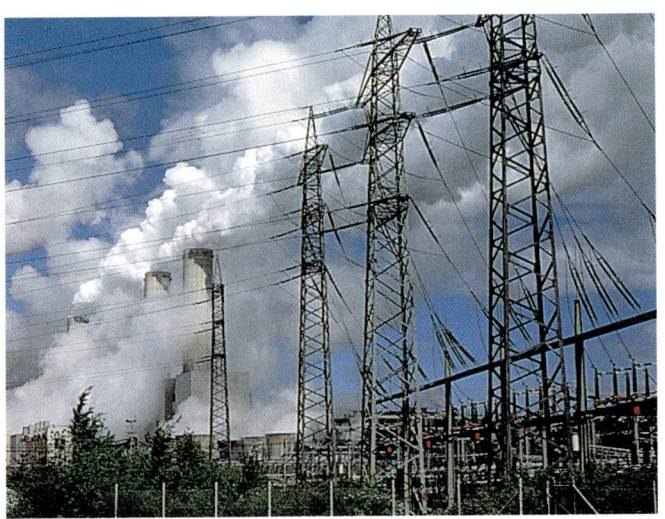

**Die Umweltbelastungen
haben schädlichere
Auswirkungen als wir uns
vorstellen können.**

Umweltbelastung

Durch die Schwermetalleinwirkung von Quecksilber,
Cadmium und Blei, der wir heute ausgesetzt sind,
kommt es zu Verschiebungen in unserem Mineralhaus-
halt, die ebenfalls zu Mangelerscheinungen führen.

Folgen des Mangels an Mineralien und Spurenelementen

Calcium-Mangel	Muskelkrämpfe, Nervosität, Knochenentkalkung und Arthrose.
Magnesium-Mangel	Kopfschmerzen, Benommenheit, Verstimmung, Depressionen, innere Unruhe, Angstzustände, Wadenkrämpfe, Herzrhythmusstörungen, Bauchkrämpfe und Durchblutungsstörungen.
Zink-Mangel	Infektanfälligkeit, verzögerte Wundheilung, Konzentrationsstörungen, Verzögerungen des Größenwachstums und der Geschlechtsreife.
Selen-Mangel	Keshan-Krankheit, eine schwere Herzerkrankung, und erhöhte Anfälligkeit für Krebs. Selen ist in der Kombination mit Vitaminen und Mineralien in Antioxidantien-Präparaten enthalten. Sie schützen uns vor hochgiftigen Stoffen (= freien Radikalen), die sich durch die Umweltverschmutzung in unserem Körper bilden. Wichtig ist vor allem die Schutzfunktion von Selen gegenüber der Wirkung von Umweltgiften wie Cadmium, Blei, Quecksilber.

Haar-Mineralienanalyse
Untersuchen läßt sich der Mangel an Mineralien und Spurenelementen durch die Haar-Mineralienanalyse. Die Verhältnisse im Blut sind häufigen Schwankungen ausgesetzt, die Substanzen in unserem Haar dagegen sind konstant. Auch eine Belastung mit Schwermetallen läßt sich dadurch feststellen. Vor allem bei Allergikern könnte sich eine Haar-Mineralienanalyse lohnen, da viele von ihnen einen Mangel an Calcium, Magnesium, Zink, Mangan und Selen, und eine Erhöhung an Quecksilber, Blei und Cadmium aufweisen. Ein Ausgleich kann die Allergie günstig beeinflussen, sollte jedoch von einem in dieser Behandlung erfahrenen Arzt vorgenommen werden! Leider sind die Ergebnisse der Haarmineralien-Analyse nicht so zuverlässig wie es anzunehmen und wünschenswert wäre. Ich arbeite deshalb nicht mehr damit.

Fragen Sie Ihren Arzt nach der von ihm bevorzugten Untersuchung auf Mineralienmangel.

Der Power-Cocktail
Auf eigene Faust können Sie unbedenklich eine Kur
mit dem Vitalstoffpräparat Power Cocktail machen, das
aus Weizengras, Gerstengras und zwei Algenarten
besteht (Adressen, die weiterhelfen, Seite 90). Dieses
Präparat entgiftet den Körper durch seinen Gehalt an
Chlorophyll und führt ihm zahlreiche Vitamine,
Spurenelemente und Enzyme in natürlicher Zusammensetzung zu.

TIP

**Kurmäßig ein-
genommen ist das
Algenpräparat
Spirulina zur Ver-
sorgung mit Vital-
stoffen und Chloro-
phyll sehr empfeh-
lenswert.**

Enzym-Therapie

Unsere Stoffwechsel- und Verdauungsfunktionen
werden durch Eiweißstoffe, die Enzyme, gesteuert, die
bei diesen komplizierten Prozessen wie Zündfunken
wirken. Sie sind durch die vielfältige Wirkung der
Gifte, denen wir heute ausgesetzt sind, häufig
blockiert.
Die Folgen sind mangelhafte Verdauung und Störungen der biochemischen Abläufe, durch die aus den
Nahrungsbestandteilen Energie und Baustoffe für die
Körpersubstanz gewonnen werden.
Nach ärztlicher Verordnung empfiehlt sich deshalb
während einiger Wochen die Einnahme eines entsprechenden Enzympräparates, wie zum Beispiel
Bromelain, Enzymkugeletten, Unexym oder
Pancholtruw-Dragees.

*Allergien sind oft mit
einem Mangel an Enzymen
kombiniert.*

Die Kosten für die
Biologischen Therapien

Die gesetzlichen Krankenkassen tragen die Kosten in
der Regel nicht. Jedoch gibt es Ausnahmen im Sinne
von Einzelfallentscheidungen, wenn bisher nichts
geholfen hatte. Also nachfragen!
Privatkassen müßten die üblichen Naturheilverfahren
eigentlich zahlen, oft machen sie jedoch ebenfalls
Schwierigkeiten. Lassen Sie sich von Ihrem Therapeuten einen Behandlungsplan und einen Kostenvoran-
schlag für die Verhandlung mit Ihrer Kasse geben.

Gesund

leben

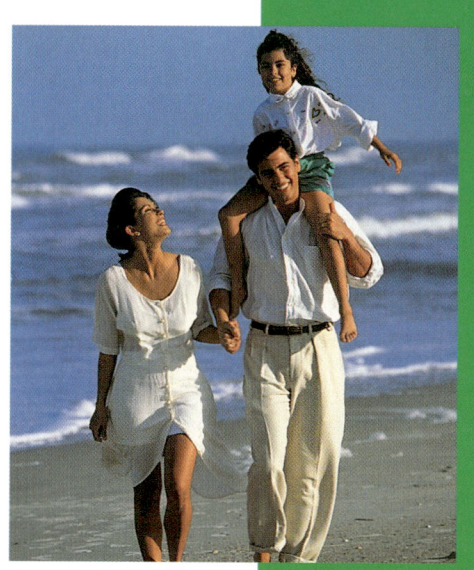

Allergien bilden sich in der Regel auf der Grundlage einer Erbanlage aus. Eine solche Erbanlage kann theoretisch das ganze Leben über stumm bleiben, muß also nicht in Erscheinung treten. Daß in unserer Zivilisationsgesellschaft bei immer mehr Menschen eine Allergie ausbricht, liegt einerseits daran, daß unser Organismus von einer Vielzahl an Chemikalien belastet wird, andererseits aber auch an unserer ungesunden Lebensweise.

Wegbereiter für Allergien vermeiden

Stellt sich jetzt die Frage, was Sie als Allergiker zu Ihrer Gesundheit beitragen können, so gibt es zunächst einmal den obersten Grundsatz der Naturheilkunde: Befreien Sie Ihren Körper von allem, was ihn belastet, schwächt, vergiftet! Im folgenden gehe ich auf die Hauptfaktoren ein, die bei Allergikern entsprechende Symptome ausklinken oder verstärken und gewissermaßen als Wegbereiter einer Allergie wirken können.

Amalgam

Viel zu wenig bekannt ist die Möglichkeit einer gesundheitsschädigenden Auswirkung von Amalgamplomben, vor allem dann, wenn sich außerdem noch ein zweites Metall im Mund befindet, zum Beispiel ein Goldinlay, Brücken- oder Zahnspangenmaterial. In diesem Fall kann ein schwacher galvanischer Strom in der Mundhöhle entstehen, wodurch sich Quecksilber-Ionen aus den Plomben lösen und über das Kiefergewebe auf dem Lymphwege in den Darm, die Niere, die Leber und vor allem ins Gehirn gelangen können. Viele Beschwerden können auf diese Weise ausgelöst werden wie Konzentrationsschwäche, schlechtes Gedächtnis, Schlafstörungen, Nervosität, Zittern, Depressionen, Schwindel, Migräne, Nervenreizungen oder andere Schmerzzustände, Herz-Kreislaufstörungen, Durchblutungsstörungen oder Schwäche in den Beinen. Natürlich vertragen die meisten Menschen ihre Amalgamplomben unbeschadet. Die Zahl derjenigen, die dadurch zum Teil schwerste gesundheitliche Beeinträchtigungen erleiden, mit denen sie vergeblich von Arzt zu Arzt wandern, ist jedoch sehr viel größer als vermutet.

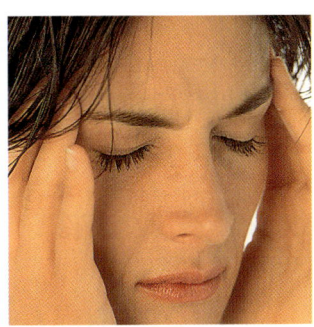

Amalgam-Folgen können Schlafstörungen, Nervosität, Migräne und viele andere Beschwerden sein.

> **Wichtig für Allergiker**
> Durch Amalgam können Asthma, Ekzeme, vor allem aber Nahrungsmittel-Allergien mit ihren vielfältigen Symptomen ausgelöst werden!

Ursachen für Allergien

Mir liegt daran, Allergiker darauf hinzuweisen, daß die Quecksilber-Vergiftung durch Amalgamplomben oft der

Wegbereiter für ihre Allergie sein kann. Ein Test ist möglich mit der Elektro-Akupunktur nach Voll (Seite 12). Gegebenenfalls müssen die Amalgamplomben durch Gold, Keramik oder Kunststoff ersetzt werden. Die gleichen gesundheitlichen Schäden wie bei Amalgam können allerdings auch durch Palladium als Bestandteil von Goldlegierungen ausgelöst werden. Wenn Ihre Kronen oder Inlays Palladium enthalten, lassen Sie – zum Beispiel mit Elektro-Akupunktur (Seite 12 und 90) – testen, ob bei Ihnen eine Unverträglichkeit vorliegt.

Wohngifte

Wohngifte sind in erster Linie Holzschutzmittel und Formaldehyd.

Immer wieder habe ich speziell bei meinen Patienten mit Neurodermitis und Asthma festgestellt, daß auch eine intensive biologische Behandlung nicht wirken kann, wenn Schadstoffe in der Wohnung die Krankheit weiter unterhalten.

Typische Symptome bei Schadstoffbelastung

Brennende und tränende Augen, Halsentzündungen, chronischer Husten, Kopfschmerzen, Schwindel, Übelkeit, Erbrechen, Schlaflosigkeit, Nervosität, Depressionen, schlechtes Gedächtnis, Konzentrationsschwäche, verschiedenste Schmerzzustände, Kreislaufbeschwerden, Herzrhythmusstörungen.

Formaldehyd

Es ist in Kosmetika, Cremes, Haarshampoo, Filzstiften und vor allem in Möbeln mit Preß-Spanplatten (Regale, billige Kindermöbel!), in versiegeltem Parkett und verklebten Teppichen enthalten. Auch wenn man das Formaldehyd nicht mehr riecht, schadet es unserer Gesundheit, denn es gast 10 bis 20 Jahre aus.

Wer einmal gegen diesen Stoff empfindlich geworden ist, reagiert auch auf kleinste Mengen.

Durch eine Schädigung der Schleimhäute setzen sich Krankheitserreger leichter fest, so daß Dauerschnupfen und Nebenhöhlenentzündung entstehen können. Dadurch, daß sich eine Empfindlichkeit auf Schimmelpilze, Pollen, Hausstaub oder Nahrungsmittel ausbildet, wird Allergien Vorschub geleistet. Von der Europäischen Gemeinschaft wurde Formaldehyd überdies als krebserzeugend eingestuft. Eine Belastung mit Formaldehyd ist im Urin nachweisbar (Adressen, die weiterhelfen, Seite 90).

Menschen mit allergischer Veranlagung und Kinder sind durch Formaldehyd besonders gefährdet.

Schadstoffbelastung ist meßbar
Das Formaldehyd kann auch in der Raumluft oder –
besser – in einer Staubprobe gemessen werden. Nähere
Auskunft bei der Interessengemeinschaft der Holzschutzmittelgeschädigten (Adresse Seite 90).

Holzschutzmittel
Auch Lindan und Pentachlorphenol können sich
verheerend auf die Gesundheit auswirken. Ich kenne
viele Menschen, ja ganze Familien, die durch Behandeln einer Holzdecke, der Holzbalken in Innenräumen,
durch Einlassen von Fenstern, Türen oder auch nur
eines alten Bauernschrankes für ihr Leben gesundheit-
lich geschädigt worden sind. Ob und wie stark eine
Wohnung mit Lindan oder Pentachlorphenol belastet
ist, läßt sich in Materialien wie Hausstaub, aber auch
in Tapeten- oder Holzproben feststellen.

Eine Blut- und/oder Urinuntersuchung gibt Aufschluß darüber, ob Sie sich in belasteten Räumen aufhalten.

Pestizide
Nicht nur die Pestizid-Rückstände in unseren Lebensmitteln bereiten den Boden für Allergien, sondern auch
die Spritzmittel in der Landwirtschaft. »An manchen
Tagen kann man wegen der Giftwolken den Himmel
gar nicht mehr sehen!« klagte die Mutter eines schwer
asthmakranken Kindes aus der Hopfengegend und zog
die Konsequenzen, indem sie durch einen Umzug »die
gesunde Landluft« gegen die Autoabgase der Großstadt
als kleineres Übel eintauschte.
Jeder von uns – Allergiker natürlich besonders! – sollte
darauf achten, nur unbehandeltes Obst und Gemüse
vom biologisch anbauenden Landwirt zu kaufen. Das
dient nicht nur dem persönlichen Schutz vor Pestizi-
den, sondern wird mehr für die Umstellung der Landwirtschaft bewirken, als alle Worte dies vermögen.

Terrestrische und kosmische Strahlen
Früher hatte ich nur ein mildes Lächeln, wenn von
Erdstrahlen und Wünschelruten die Rede war. Heute
habe ich auch in diesem Punkt umgedacht und mich
durch sachliche Information und praktische Erfahrun-
gen eines Besseren belehren lassen.
Immer wieder habe ich es selbst erlebt, daß meiner
Therapie – auch bei Allergien – der volle Erfolg versagt

Ein gestörter Schlafplatz kann die beste Therapie »ausschalten«.

blieb, solange der Patient weiterhin auf einem gestörten Schlafplatz lag.

Strahlung aus dem Erdinnern

Wir sind nicht nur Strahlungen aus dem Kosmos, sondern auch der terrestrischen Strahlung, der Strahlung aus dem Erdinneren, ausgesetzt. Diese tritt jedoch nicht gleichmäßig aus dem Boden aus, sondern verstärkt sich streifenweise über elektrisch gut leitenden Objekten im Untergrund wie Erdbruch- und Verwerfungszonen, Klüften, unterirdischen Wasserführungen (Wasseradern), Kohle-, Öl-, Erzlagern oder leitenden Gesteinsflözen.

In unseren Breiten haben wir es hauptsächlich mit unterirdischen Wasserführungen, vor allem deren Kreuzungen in verschiedenen Tiefen, Verwerfungen oder geologischen Bruchzonen zu tun, die Stör- oder Reizzonen verursachen.

Die Strahlen können sich sogar über Eisenkonstruktionen in Betonbauten weiter aufladen. Dabei ist die Erdstrahlung scharf begrenzt und pflanzt sich senkrecht nach oben fort.

Häufig auftretende Beschwerden können damit in Zusammenhang gebracht werden, daß das Bett auf einer Störzone steht.

Die Kraft der Erdstrahlen nicht unterschätzen

Die Erdstrahlung durchdringt die dicksten Eisen- und Betonschichten. Ihre Intensität ist in den obersten Stockwerken der Hochhäuser genauso stark wie auf der Erdoberfläche.

Mögliche Beschwerden durch Erdstrahlung

• stundenlang nicht einschlafen können,
• unruhig schlafen,
• das Bett zerwühlen,
• Angstträume haben,
• nachts aufschreien,
• nachtwandeln,
• mit den Zähnen knirschen oder klappern,
• nachts Schweißausbrüche haben oder frieren,
• aus dem Bett fallen,
• oder wenn Kinder sich im Schlaf an eine Seite oder ans Fußende des Bettes rollen oder weinend aufwachen.

Am nächsten Morgen sind Müdigkeit, Abgeschlagen-
heit, die oft den ganzen Tag über anhält, Mißmut,
Nervosität, Depressionen, Krämpfe, Herzklopfen,
Migräne und Aggressionen die Folge dieser Nächte.

Störungen des natürlichen Erdmagnetfeldes

Seit Jahrmillionen ist jedes Lebewesen dem natürlichen magnetischen Gleichfeld, dem Magnetfeld der
Erde, angepaßt. Dieses kann durch Fremdeinflüsse
stark verzerrt werden und dadurch Fehlsteuerungen
und Fehlregulationen im gesamten Körpergeschehen
hervorrufen.

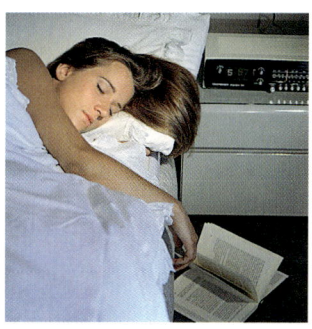

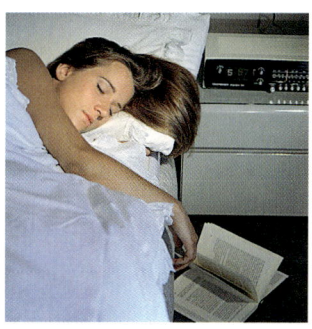

**Sogar Ihr kleiner Wecker
strahlt ständig ein
gewisses Eigenfeld ab –
ersetzen Sie ihn durch
eine konventionelle Uhr.**

Hauptursache für derart unnatürliche Feldverhältnisse
am Schlafplatz sind Metallteile im oder am Bett wie
Federkernmatratzen, Stahlfederrahmen, Sprungfederrahmen, Metallbettgestelle; aber auch Stahlträger in
der Baukonstruktion, Heizkörper, Radiolautsprecher,
Fernseher, Quarzwecker oder Stereoanlagen in der
Umgebung des Schlafplatzes können diese Wirkung
haben.

Elektrische Wechselfelder

Sie entstehen, wenn eine Leitung, ein Kabel oder ein
Stromkreis unter Spannung steht, also auch dann,
wenn kein Licht oder kein Gerät eingeschaltet ist. Die
Elektro-Installation und die angeschlossenen Geräte
strahlen nämlich ständig ein gewisses Eigenfeld ab.
Leider reicht es in den meisten Fällen nicht, für die
Nacht nur die Sicherung für den Stromkreis im Schlafzimmer herauszudrehen, da oft auch andere Strom-
kreise Einfluß auf den Schlafplatz haben. Eine Lösung
des Problems ist nur durch die Installation eines
Netzfreischalters zu erreichen, wenn durch einen
Fachmann vorher festgestellt wurde, welche Strom-
kreise im einzelnen belastend wirken.

*Magnetische Störfelder
durchdringen alles nahezu
ungehindert, also auch den
menschlichen Körper.*

Magnetische Wechselfelder

Sie treten zusätzlich zum elektrischen Wechselfeld
immer dann auf, wenn in einem Kabel Strom fließt,
wenn also ein elektrisches Gerät eingeschaltet ist. Auch
sie durchdringen alles ungehindert.
Es wird viel zu wenig daran gedacht, daß unsere
Gesundheit auch durch die Nähe von Hochspannungs-

leitungen, Dachanschlußleitungen und Fahrdrähte elektrischer Bahnen schwer belastet werden kann.

Wie wirken sich Strahlungen und Energiefelder auf unseren Körper aus?

Mit Sicherheit werden die biochemischen und energetischen Vorgänge in den Körperzellen, von denen auch unser Abwehrsystem abhängt, beeinträchtigt. Auch unser gesamtes Drüsen- und Hormonsystem, das unzählige Stoffwechselprozesse steuert, wird in Mitleidenschaft gezogen und gerät aus dem Gleichgewicht. Die Folgen sind zunächst unklare Beschwerden, die auf Streß, das Wetter oder sonstige Lebensumstände geschoben werden. Nach längerer Einwirkung – erfahrungsgemäß nach 5 bis 7 Jahren – können sich daraus handfeste chronische und oft lebensbedrohliche Krankheiten entwickeln wie Rheuma, Asthma, chronische Bronchitis, Unterleibsbeschwerden, Magenleiden, Magengeschwüre, Nierenleiden und Nierenentzündungen, Venenentzündungen, Bluthochdruck, Herzrhythmusstörungen, Herzinfarkt, Leukämie, Krebs und Depressionen.

»Elektrostreß« heißt ein lesenswertes Buch von Wulf-Dietrich Rose, in dem Sie sich darüber informieren können, was die enorme Elektrifizierung in unseren Wohnungen und unserer Außenwelt, nicht zuletzt die gewaltige »Aufrüstung« im Mikrowellenbereich mit Fernseh- und Rundfunksendern, Radar-Anlagen, Funkeinrichtungen und Mikrowellen-Herden für unsere Gesundheit bedeuten, und wie Sie sich dagegen schützen können.

So sorgen Sie für einen gesunden Schlafplatz

In jedem Fall sollten Sie sich Klarheit darüber verschaffen, ob Ihr Schlafplatz durch die genannten Faktoren belastet ist, und Ihr Körper dadurch erheblichen Schaden erleidet.
• Bestellen Sie einen Radiästheten (Rutengänger)
Er sollte auch in der Lage sein, eine Untersuchung auf elektrische oder elektromagnetische Felder vorzunehmen.
Wichtig ist allerdings, daß Sie einen Könner auf seinem Gebiet engagieren (Adresse Seite 90).

Unser Körper wird durch Strahlungseinwirkung geschwächt, so daß er sich auch schlechter gegen Allergene wehren kann.

Die Kosten für den Rutengänger lohnen sich im Interesse Ihrer Gesundheit.

Gewarnt sei vor sogenannten Entstörgeräten. Hier handelt es sich meist um Beutelschneiderei.

• Entfernen Sie elektrische Geräte aus Ihrem Schlafbereich. Ziehen Sie zumindest die Stecker heraus. Besser ist der erwähnte Netzfreischalter (Kosten etwa 200 DM), der während der Nacht die Spannung im Stromkreis bis auf 4 Volt reduziert.

Mit einem Netzfreischalter können Sie trotzdem nachts Licht machen!

• Ersetzen Sie Ihren Radio- oder Quarzwecker durch eine konventionelle Uhr!

• Vermeiden Sie Sprungfederrahmen, Federkernmatratzen oder Metallbetten. Besser ist ein Lattenrost oder eine Matratze, die kein Metall enthält.

• Als Allergiker sollten Sie außerdem alles aus Ihrem Bett und Ihrem Schlafzimmer verbannen, auf das Sie reagieren könnten. Das gilt vor allem für tierisches Material wie Federn, Daunen, Wolle, Schaffelle oder Roßhaar. Latex- und Futon-Matratzen werden im allgemeinen gut vertragen, wenn sie kein Formaldehyd enthalten.

• Als Bettzeug ist Baumwolleinziehware oder eine Seidendecke am besten. Synthetisches Material wie Schaumstoffmatratzen und Synthetikdecken wird häufig für Allergiker empfohlen. Abgesehen davon, daß man unter ihnen mehr schwitzt, was speziell für Neurodermitis-Patienten unerwünscht ist, kann man immer wieder eine Unverträglichkeit von Kunstfasern beobachten.

TIP

»Reine« Baumwolle kann eine Zumischung anderer Textilfasern enthalten. Kaufen Sie lieber »100 % Baumwolle«.

• Das gleiche gilt im übrigen für Bettwäsche und das Nachtgewand. Nachthemden oder Schlafanzüge sollten die Bezeichnung »100% Baumwolle« tragen.

• Achten Sie auf die Waschmittel. Waschen Sie Ihre Bettwäsche mit Neutralseife oder Seifenflocken. Oft sind scharfe Waschmittel und Weichspüler der Grund für den nächtlichen Juckreiz bei Neurodermitis (Seite 37)!

• Bei den Spielsachen Ihrer Kinder sollten Sie daran denken, daß Unverträglichkeitsreaktionen oft durch Kuscheltiere hervorgerufen werden, zum Beispiel, wenn diese mit Wollresten oder Kunstfasern gefüllt sind.

Achten Sie auf das »Innenleben« der Kuscheltiere

So schützen Sie sich vor Allergie- auslösern

Wesentliche Allergieauslöser haben Sie schon kennengelernt. Hier erfahren Sie, wie Sie versuchen können, sich davor zu schützen.

TIP

▼

Lassen Sie Ihre Klimaanlage häufig und gründlich reinigen!

So bekämpfen Sie den Schimmelpilz

Zunächst einmal müssen die Ansiedlungsorte des Schimmelpilzes so gut wie möglich bereinigt werden, feuchte Mauern müssen trockengelegt, schimmelige Wandstellen neu verputzt werden.

• In Drogerien gibt es Mittel zu kaufen, die den Schimmelpilz abtöten. Diese Mittel können allerdings selbst schädliche Chemikalien enthalten.

• Zimmerpflanzen sind häufig eine Brutstätte für Schimmelpilze. Leider müssen Sie sich radikal von ihnen trennen! Verzichten sollten Sie auch auf Luftanfeuchter und Vernebler.

• Waschen Sie Obst und Gemüse besonders sorgfältig! Schälen Sie das Obst, wenn möglich!

• Vermeiden Sie alle technisch hergestellten Produkte, die Schimmelpilzenzyme enthalten könnten.

Wissenswert
Eine Schimmelpilz-Allergie kommt selten allein, in der Regel tritt sie kombiniert mit Hausstaub-, Milben-, Pollen- und Nahrungsmittel-Allergien auf.

• Benutzen Sie beispielsweise statt Zahnpasta Schlämmkreide aus der Apotheke, statt biologischer Waschmittel Seifenflocken oder Neutralseife. Am besten fragen Sie beim Hersteller selbst nach, ob derartige Substanzen enthalten sind.

• Machen Sie einen Bogen um Tierställe, Zoos, Gewächshäuser, und gehen Sie im Herbst nicht im Wald spazieren!

So bekämpfen Sie die Milben

• Trennen Sie sich von alten Matratzen, Kissen und Polstermöbeln.

• Saugen Sie gründlichst Staub! Allerdings ist hier eine Einschränkung angebracht: Experimente haben ergeben, daß nach gut einer Minute langem Saugen nur 8 Prozent der Milben pro Quadratmeter beseitigt

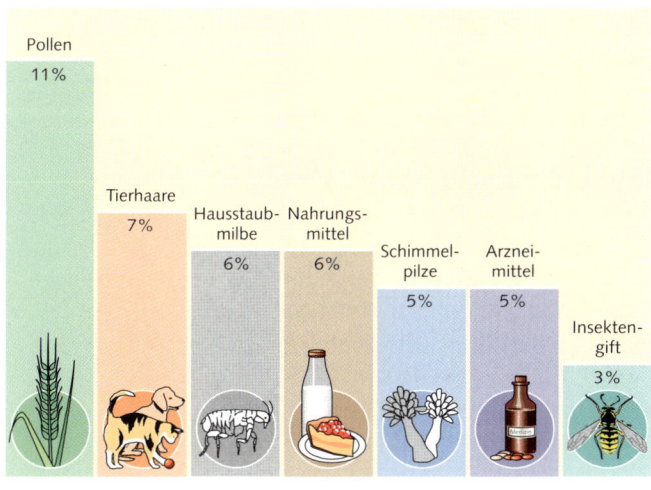

Die häufigsten Allergie-Auslöser: Pollen, die eine Pollenallergie verursachen, stehen an erster Stelle.

sind; erst wenn derselbe Quadratmeter an vier aufeinanderfolgenden Tagen je 42mal gesaugt wurde, war der Großteil der Milben entfernt.

• Überprüfen Sie den Milbenbefall Ihrer Wohnung mit dem Acarex-Test selbst. Sie erhalten ihn in der Apotheke. Eine genaue Gebrauchsanweisung liegt bei.

• Bei positivem Testergebnis können Sie den unliebsamen Mitbewohnern mit einem Präparat zuleibe rücken, das die Milben abtötet: Acarosan Schaum oder Acarosan Feuchtpulver, das Sie in der Apotheke kaufen können. Damit können Teppichböden, Matratzen und Bettzeug mit Erfolg behandelt werden.

Bitte bedenken Sie
Testmittel bestehen aus Chemikalien. Prüfen Sie deshalb vorher, indem Sie daran schnüffeln, ob sich bei Ihnen Beschwerden einstellen.

• Eine noch bessere Methode ist das Hyla-Naturfiltersystem, das ich auch als Staubsauber empfehle. Es läßt sich nicht nur als Raumluftreiniger, sondern auch zur Beseitigung von Milben aus Matratzen und Bettzeug verwenden. Beim gründlichen Absaugen wird schon mal ein Großteil der unliebsamen Plagegeister beseitigt. Anschließend steckt man beispielsweise die Matratze in einen Plastiksack (gibt es bei der Firma Hyla), führt den Saugkopf in den Sack ein und bindet ihn dann am Stiel des Staubsaugers fest. Nach Einschalten des Gerätes entsteht durch den starken Sog

ein Unterdruck, durch den die restlichen Milben abgetötet werden und die Eier platzen.
• In Fachgeschäften gibt es auch Bezüge für Matratzen, die vor den Milben schützen.

So schützen Sie sich vor Hausstaub

• Vor allem in Teppichen und Teppichauslegware sammelt sich der Staub. Besser sind Böden zum Wischen (nicht fegen!).
• Stellen Sie Ihre Bücher möglichst nicht in offene Regale, sondern in geschlossene Bücherschränke. Stellen Sie vor allem im Schlafzimmer keine Bücher auf!
• Geprägte oder Textiltapeten sind wahre Staubfänger!
• Wischen Sie Staub mit einem feuchten Tuch, damit wenig Staub aufgewirbelt wird. Vergessen Sie dabei die Heizkörper nicht, von denen aus der Staub durch die aufsteigende warme Luft in die Zimmer getragen wird. Benutzen Sie Staubsauger mit Spezialfilter, um das Abblasen staubhaltiger Luft zu reduzieren.
• Sehr empfehlenswert erscheint mir das Hyla-Naturfiltersystem (Adresse Seite 90). Bei diesem Staubsauger wird die staubhaltige Luft durch einen Wasserbehälter geleitet, in dem der Staub gelöst bleibt. Er kann also nicht wie sonst üblich zum Teil wieder in den Raum geblasen werden (siehe auch »Milben« und »Pollen«, Seite 14 und 16).

So schützen Sie sich vor einer Tierallergie

• Halten Sie keine Tiere! Meiden Sie Wohnungen, in denen Tiere gehalten werden, ebenso Viehställe und Zoos.
• Saugen Sie mehrfach gründlichst Staub und lüften Sie gleichzeitig, wenn Sie das Tier abgeschafft haben.
• Vermeiden Sie auch in Kleidung und Einrichtung tierische Produkte wie Wollkleidung, Pelzmäntel, – Wolldecken, Wollteppiche, Felle als Bettvorleger, Lammfelleinlagen in Kinderwagen, Roßhaarmatratzen und -kopfkissen, Matratzen mit Schafwollauflagen, Zudecken aus Schafschurwolle, manchmal auch Lederbekleidung oder Polstermöbelbezüge aus Leder. Vielen mag dies überraschend klingen, sind sie doch der Meinung, daß alle Stoffe, »die aus der Natur kom-

Vermeiden Sie alle Staubfänger in Ihrer Wohnung!

T I P

▼

Luftionisatoren, die im Zimmer aufgestellt werden, fangen Staub und Pollen aus der Luft ab.

Nicht alle »natürlichen« Stoffe sind für den Allergiker gesund.

men«, gesund sein müssen und alles Künstliche, Synthetische von Übel ist. Für Allergiker gilt dies nur mit Einschränkung.

Pollen – ein wirksamer Schutz ist nicht möglich

Es gibt einen Pollenwarndienst unserer Rundfunkanstalten und auch im Telefonservice der Bundespost, der Sie darauf vorbereitet, wann die kleinen Schwebeteilchen aus Blumen und Gräsern wieder einen Generalangriff auf Ihr Wohlbefinden starten.

Schützen können Sie sich davor allerdings nur bedingt: Da der Pollenflug morgens gegen 4 Uhr beginnt, sollten Sie schon vorher das Schlafzimmerfenster schließen. Bei heißem Sommerwetter können die Pollen allerdings so hoch aufsteigen, daß sie erst gegen Abend Beschwerden verursachen, wenn sie durch die Abkühlung der Luft wieder sinken. Ansonsten können Sie nur um Regen beten, denn dann geht es den meisten Heuschnupfengeplagten besser, oder Sie müssen sich einen Raum im Keller einrichten, wenn Sie gar zu sehr gepeinigt sind.

Die höchste Pollen-Konzentration befindet sich mittags in der Luft.

Bei der Urlaubsplanung beachten

Im Süden beginnt der Frühling ein bis zwei Monate früher als im Norden. Besonders heftig explodieren kann Ihr Heuschnupfen, wenn Sie sich einen Osterurlaub in südlichen Gefilden gönnen. Sie setzen sich damit schlagartig einem wahren Bombardement von Pollen aus, dem Ihr Organismus nicht gewachsen ist.

T I P

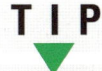

Lieber nach Helgoland oder ins Hochgebirge über die Laubbaumgrenze – dort dürfte es Ihnen besser gehen.

Geräte können helfen

Es gibt Geräte, mit denen sich die Pollenbelastung in Innenräumen herabsetzen läßt:
- Ionisatoren, an denen die Pollen sich festsetzen.
- Das Hyla-Naturfiltersystem, das ich Ihnen als Staubsauger bereits empfohlen habe (Seite 80), läßt sich auch als Luftreinigungsgerät verwenden. In einer Viertelstunde wird die Luft eines 20 qm großen Raumes angesaugt und durch den Wasserbehälter geleitet. Darin bleiben die Pollen gelöst.

Die Luftreinigung empfiehlt sich zum Beispiel bei geschlossenen Fenstern einige Male und vor dem Schlafengehen.

• Draußen können Sie sich mit einem kleinen Gerät zum Umhängen schützen. Es filtert wenigstens teilweise die Pollen aus Ihrer unmittelbaren Umgebung weg und könnte Ihnen Erleichterung bringen (Pollimed, fragen Sie Ihren Apotheker).

Gesund leben – ein Muß für den Allergiker

Richtig essen, viel bewegen, wenig Streß

Unsere Lebensweise trägt viel dazu bei, gesund zu bleiben und Erkrankungen – dazu zählen auch Allergien – vorzubeugen.

Falsche Ernährung

Wir essen zuviel, zu fett, zuviel Süßes, vor allem zuviel industriell verfälschte und denaturierte Lebensmittel, die mit allerhand Zusatzstoffen veredelt sind. All diese Chemikalien wie Aromastoffe, Konservierungs- und Verdickungsmittel, Stabilisatoren, Farbstoffe, Phosphate, Schwefel belasten unseren Stoffwechsel in einem Maße, das gerade Menschen mit einer allergischen Veranlagung nicht mehr verkraften können.

Zu wenig Bewegung

Wir bewegen uns zu wenig an frischer Luft. Für viele beschränkt sich die körperliche Aktivität darin, sich vom Bett in den Lift,ins Auto, auf den Bürostuhl und am Abend auf dem gleichen Weg zurück in den Fernsehsessel zu begeben.

Wie gehen Sie mit Ihrem Körper um? Achten Sie auf

• *richtige Ernährung,*
• *wenig Alkohol und Zigaretten,*
• *viel frische Luft,*
• *reichlich Bewegung,*
• *genügend Schlaf?*

Ungesunde Lebensweise

Streß, Hetze, mangelhafte Erholungsphase und seelische Belastungen schwächen das Immunsystem und öffnen dem Ausbruch einer Allergie ebenfalls Tür und Tor.
Gerade Sie als Allergiker sollten überprüfen, wie Sie Ihren allgemeinen Gesundheitszustand verbessern können. Ich möchte Ihnen dazu einige Anregungen geben. Zu jedem Thema finden Sie in der Buchhandlung ein vielfältiges Angebot an Ratgebern, die Ihnen helfen, Ihre guten Vorsätze in die Tat umzusetzen.

Der Mensch ist, was er ißt

Um unseren Körper ausreichend mit allen notwendigen Vitaminen, Mineralien und Spurenelementen zu versorgen, ist es sehr wichtig, den Grundsatz der vollwertigen Ernährung zu befolgen: Laßt die Nahrung so natürlich wie möglich!

Die vollwertige Ernährung

Das heißt für Ihren Speisezettel:

• Weg von Konserven, Fertiggerichten und den bequemen Packungen, dafür wieder frisch und schonend Zubereitetes, vor allem Rohes.

• Weg von Weißmehl, Weißbrot, weißen Brötchen, Kuchen, Puddings, Süßigkeiten, stattdessen Vollkornbrot und -produkte, eventuell morgens ein Frischkornmüsli aus verträglichem Getreide (Weizenallergie!), das Sie am Abend vorher in einer Mühle schroten, über Nacht einweichen, mit Joghurt oder Sahne und Obst der Jahreszeit zubereiten.

> **Nicht vergessen**
> Bedenken Sie bei der Umstellung auf Vollwertkost, daß Sie selbstverständlich auch hierbei Nahrungsmittel vermeiden müssen, die Sie als Allergiker nicht vertragen!

• Essen Sie vor dem Mittagessen eine richtige Portion Salat oder andere Rohkost, zum Beispiel aus geraspelten Kohlrabi, Fenchel, Gurke, Topinambur, evtl. mit kaltgepreßtem Öl, etwas Apfel oder saurer Sahne.

• Beziehen Sie öfter etwas Dinkel, Buchweizen, Grünkern, Hirse in Ihren Speiseplan ein. Ersetzen Sie die Salzkartoffeln durch Pellkartoffeln.

• Essen Sie statt geschältem Reis Vollreis, statt Nudeln aus weißem Mehl Nudeln aus Vollkornmehl.

• Schränken Sie Ihren Fleischkonsum auf ein bis zwei Mahlzeiten in der Woche ein, essen Sie dafür mehr schonend gedünstetes und nicht im Kochwasser ausgelaugtes Gemüse (Römertopf!).

• Essen Sie statt Marmelade oder Wust Kresse, Schnittlauch, gekeimte Körner, Gurken- oder Bananenscheiben oder Himbermus aufs Brot.

• Süßen Sie nicht mit Zucker, sondern wenn es überhaupt etwas Süßes sein muß, lieber mit Birnendicksaft, Ursüße oder einem guten Ahornsirup, eventuell mit Honig.

Vollwertkost heißt:

• *gesund essen*
• *abwechslungsreich essen*
• *gut essen*

Scheuen Sie sich nicht, Hilfe in Anspruch zu nehmen, wenn Sie allein von Alkohol oder Zigaretten nicht loskommen.

Keine Genußgifte

Verbannen Sie auch Genußgifte wie Kaffee, alkoholische Getränke und Tabak! Abgesehen davon, daß es sich dabei um schwere Allergene handelt, schädigen Sie damit Ihre Gesundheit! Bei der Raucherentwöhnung hilft Ihnen die Akupunktur, bei Alkoholproblemen unterstützen Sie Selbsthilfegruppen, wie die Anonymen Alkoholiker oder das Blaue Kreuz.

Bekämpfen Sie Übergewicht

Wer als Allergiker eine allergenfreie Ernährung einhält, nimmt automatisch, ohne zu hungern und bei bestem Wohlbefinden in der Regel 6 bis 7 kg ab – eine frohe Botschaft für alle, die bisher im Kampf gegen die wuchernden Pfunde unterlagen. Wem dies noch nicht reicht, empfehle ich die

Haysche Trennkost

Sie besagt, daß Eiweiß und saure Früchte zur Verdauung eine Säurelösung benötigen, Stärke und Zucker, also Kohlenhydrate, dagegen eine Basenlösung. Darum sollte man diese beiden Gruppen nie in einer Mahlzeit

Essen Sie

• *Fleisch mit Gemüse, nicht mit Kartoffeln, Nudeln oder Reis;*
• *Brot mit Butter und Marmelade, nicht mit Wurst oder Käse.*

zusammen genießen.
Durch die Trennkost wird der bei Allergikern oft angeschlagene Verdauungsapparat, vor allem die geschwächte Bauchspeicheldrüse geschont. Patienten berichten immer wieder begeistert, daß sich bei ihnen Übergewicht, Diabetes, Gelenk- und Verdauungsbeschwerden durch die Trennkost gebessert haben und sie sich nach den Mahlzeiten nicht mehr so müde fühlen wie früher.

Entschlacken Sie Ihren Körper

Mit folgenden Methoden können Sie Ihren Körper entgiften:

Mayr-Kur

Hierbei werden nur trockene Semmeln gegessen, von denen kleine Bissen so lange gekaut werden müssen, bis nichts mehr im Mund ist. Dazu gibt es teelöffelweise Milch. Der Darm wird durch eine spezielle Bauchmassage aktiviert und durch Einnahme von Bittersalzen entschlackt.

Viele Mayr-Fans schwören auf diese altbewährte Kur. Adressen von Ärzten und Kuranstalten erhalten Sie über die Gesellschaft der Mayr-Ärzte (Seite 90).

Bitte beachten Sie
Allergiker sollten Weizensemmeln durch Gersten-, Hafer- oder Roggensemmeln und die Kuhmilch durch Ziegen-, Schafs- oder Stutenmilch ersetzen.

Fasten
Mit Säften und Gemüsebrühe wird eine radikale Entschlackung erreicht. Auch hierbei dürfen keine für Sie unverträglichen Bestandteile enthalten sein (Karotten, Tomaten, Sellerie, Hefe). Wichtig ist das Einhalten von sonstigen Fastenregeln, damit Sie sich nicht mehr schaden als nützen. Lassen Sie sich durch einschlägige Bücher oder Fachkräfte in einer Kureinrichtung anleiten. Fragen Sie vor Beginn einer Fastenkur Ihren Arzt.

Wichtig
Starten Sie eine Fastenkur nicht aus dem Berufsstreß. Bereiten Sie Ihren Körper durch vitalstoffreiche Kost auf die Kur vor.

Die 600-Kalorien-Diät
Diese Methode ist mir sehr sympathisch, da sie den Körper nicht so drastisch fordert. Sie reduzieren Ihren Speiseplan auf Obst, Rohkostsalate, Gemüse, Kartoffeln, kaltgepreßtes Öl und – wenn verträglich – Quark. Bei dieser Diät können Sie auch problemlos arbeiten.

Regen Sie die Entgiftung über die Haut an
Die Haut ist neben Niere und Darm unser größtes und wichtigstes Ausscheidungsorgan; über sie befreien wir uns von Stoffwechselprodukten, die unseren Körper belasten würden.
Früher, als uns noch keine Technik die groben Arbeiten abnahm, verdienten die meisten »ihr Brot im Schweiße ihres Angesichts«.
Mit dem Schweiß wurden große Mengen von Giften ausgeschieden. Heute müssen wir versuchen, unseren Körper auf andere Weise zu entgiften.

Wenn der Körper entgiftet ist, sehen Sie den Erfolg auch an der Haut: Sie ist sauber, glatt und zart.

Sauna
Der regelmäßige Saunabesuch ist ein bewährter Weg zur Entgiftung. Zu dem Ausschwitzen von Stoffwech-

selschlacken kommt der Wechsel zwischen Aufheizen des Körpers und Abkühlen im Tauchbecken oder unter der kalten Dusche. Der damit verbundene abhärtende Effekt führt dazu, daß der Körper wesentlich weniger infektanfällig wird.

Auch für Allergiker ist die Sauna sehr zu empfehlen!

Allerdings müssen Neurodermitiker im akuten Stadium vorsichtig sein, da durch die Wärme und das Schwitzen der Juckreiz stark zunehmen kann. Im allgemeinen aber wird die Sauna von Hautkranken geschätzt, weil sich die Haut danach rein und weich anfühlt.

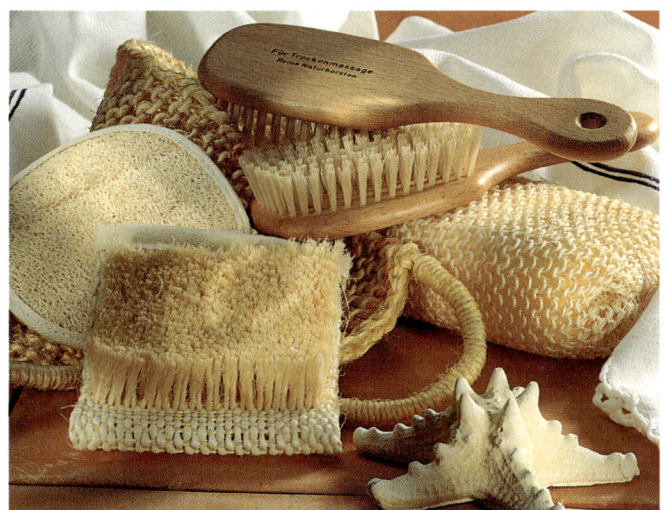

Bürstenmassagen – ob trocken oder unter der Dusche – tun gut.

Bürstenmassage
Vorher, hinterher, aber auch zu einer anderen Tageszeit bewährt sich als Ergänzung zur Sauna die Trockenbürstenmassage. Mit einer weichen Handbürste, einem Massageband oder Massagehandschuh bürsten Sie zunächst die Beine von unten nach oben, dann den Rumpf zum Herzen hin, die Arme von den Händen bis zu den Schultern, schließlich Nacken und Rücken mit kräftigen Strichen, bis die Haut leicht gerötet und warm ist – und Sie sich wunderbar angeregt fühlen.

Große Wirkung bei geringem Aufwand
Mit der Bürstenmassage ist kaum ein Zeitaufwand verbunden, jeder kann unschwer die tiefgreifende und wohltuende Wirkung erfahren.

Wer rastet, der rostet

Ihr Körper braucht Bewegung und frische Luft. Machen Sie sich ein persönlich zugeschnittenes Trainingsprogramm, egal ob morgendliche Gymnastik, Yoga, täglich einen strammen Spaziergang, Radfahren, Bergsteigen oder Wandern, Tennis, Squash, Fußball. Oder schaffen Sie sich ein Standfahrrad für den Balkon oder ein Trampolin (zum Beispiel Trimilin, Bezugsadresse Seite 90) an.

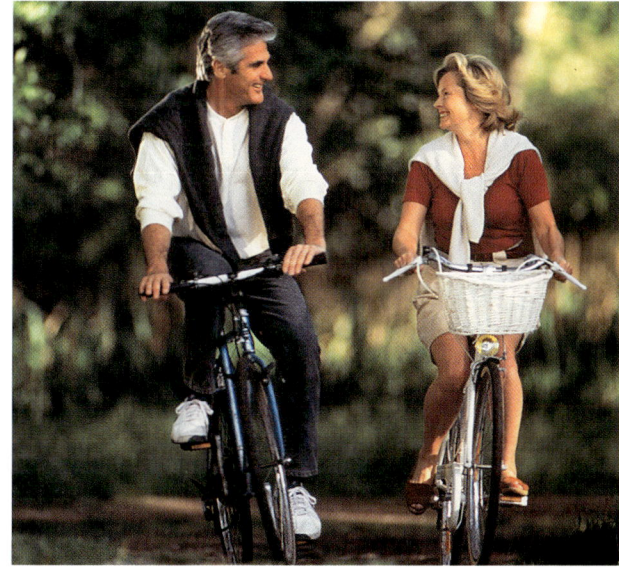

Seelische Harmonie – Grundlage für die Gesundheit

Niemand von uns wird vom Leben fortwährend auf Rosen gebettet. Wir alle müssen Schicksalsschläge verwinden wie Tod und Krankheit nahestehender Menschen, Trennungen und Abschiede, die wehtun, Enttäuschungen, berufliche Fehlschläge oder Arbeitslosigkeit – abgesehen von den vielen kleinen Ärgernissen des Alltags. Die Kunst des Lebens besteht wohl darin, solche Widrigkeiten auch als Chance auf dem Weg zu innerem Wachstum zu verstehen, mit Tatkraft Umstände zu ändern, die uns belasten und uns mit dem abzufinden, was nicht zu ändern ist.

Regelmäßiges Training ist wichtig: Sie sollen richtig aus der Puste und ins Schwitzen kommen, damit Ihr Körper mit mehr lebensnotwendigem Sauerstoff versorgt wird.

Körper und Seele – eine Einheit

Eine Disharmonie im psychischen Bereich, eine Störung der Einheit von Köper und Seele kann eine organische Krankheit – und das gilt selbstverständlich auch für die Allergie – verstärken oder sogar ausklinken. Bemühen Sie sich also um Ihr seelisches Gleichgewicht, eventuell auch mit Hilfe eines Psychotherapeuten.

Eine positive Grundeinstellung macht das Leben leichter und hilft, gesund zu bleiben.

Selbsthilfe – auch hier großgeschrieben

Viel können Sie aber auch selbst tun. Noch nie war das Angebot an Ratgebern zur Bewältigung seelischer

Es gibt viele Möglich-keiten der Selbsthilfe:

- *Bücher und Ratgeber*
- *Kassetten, auch in der Subliminalmethode*
- *Kurse bei Volkshoch-schulen*
- *Jeden Tag einmal lachen!*

»Schieflagen« so groß wie heute. Stöbern Sie einmal in Ihrer Buchhandlung – sicher werden Sie dort auf mancherlei Anregungen und Hilfe auch für Ihr Problem stoßen.

Logotherapie

Sehr empfehlen möchte ich die Bücher von Elisabeth Lukas (Seite 89), einer Schülerin von Viktor E. Frankl, dem Begründer der Logotherapie (von logos = der Sinn). Seine Lehre entwickelte er in langen Leidensjahren im KZ. Seither haben er und seine Schüler vielen Menschen in scheinbar auswegloser Lage helfen können, Mut zu fassen, sich ein sinnvolles Lebensziel zu setzen und dadurch Erfüllung und Befriedigung zu finden. Unterstützung erhalten Sie auch im Kreis von Freunden oder anderen Betroffenen in einer Selbsthilfegruppe.

Streß-Abbau

Ganz wichtig ist, daß Streß reduziert wird. Auch hierfür gibt es viele Möglichkeiten, die zum Teil auch in der Volkshochschule angeboten werden, wie autogenes Training oder Meditationskurse.

Im Buchhandel gibt es Kassetten, die unmittelbar Ihr Unterbewußtsein ansprechen, zum seelischen Ausgleich, zur Entspannung beitragen und zu positivem Denken anregen.

Weniger Streß – mehr Gesundheit.

Politik der kleinen Schritte

Es sollte mich freuen, lieber Leser, wenn Ihnen dieses Buch mit Anregungen zum Nutzen Ihrer Gesundheit dienen konnte. Wenn Sie die Vorschläge in die Tat umsetzen, bedenken Sie jedoch: Der Mensch ist ein Gewohnheitstier! Und nichts ist schwerer, als eingefleischte Gewohnheiten durch bessere zu ersetzen. Nehmen Sie sich also nicht zuviel auf einmal vor, verfolgen Sie lieber die Politik der kleinen Schritte. Konsequent sollten Sie dabei allerdings bleiben. Denn – wie Erich Kästner richtig erkannte: »Es gibt nichts Gutes, außer man tut es.« Ich wünsche Ihnen viel Erfolg auf dem Weg zu Ihrer Gesundung.

Alles ist möglich, wenn Sie es wirklich wollen.

Zum Nachschlagen

Bücher, die weiterhelfen

Flade, Dr. med. Sigrid, *Diät für Allergiker, Ratschläge und Rezepte;* zu beziehen über Praxis Dr. Flade, Tegernseer Straße 100, 83700 Rottach-Egern (gegen Einsendung eines Verrechnungsschecks über DM 29.30)

Endrös, Robert, *Die Strahlung der Erde,* Pfaffrath Verlag

Flade, Dr. med. Sigrid, *Neurodermitis natürlich behandeln, Nahrungsmittel-Allergie natürlich behandeln, Seelische Störungen natürlich behandeln, Übergewicht natürlich behandeln;* alle Gräfe und Unzer Verlag, München

Jarvis, Dr. D. C., *5 x 20 Jahr leben,* Hallwag Verlag, Bern/Stuttgart

Lahl, Uwe/Zeschmar, Barbara, *Formaldehyd ÖKO 12,* Dreisam Verlag, Freiburg

Lukas, Elisabeth, *Auch Dein Leiden hat Sinn,* Herderbücherei, Freiburg

Lützner, Dr. med. Hellmut, *Wie neugeboren durch Fasten,* Gräfe und Unzer Verlag, München

Lützner, Dr. med. Hellmut, Helmut Million, *Richtig essen nach dem Fasten,* Gräfe und Unzer Verlag, München

Müller, Bernd, *So schützen Sie sich vor Elektrosmog,* Gräfe und Unzer Verlag, München

Plüss, G./Ilies, A., *Schlank und fit – Trennkost,* Gräfe und Unzer Verlag, München

Rose, Wulf Dietrich, *Elektrostreß,* Kösel Verlag, München

Stumpf, Werner, *Der Große GU Ratgeber Homöopathie,* Gräfe und Unzer Verlag, München

Thomas, Carmen, *Ein ganz besonderer Saft – Urin,* vgs Verlagsgesellschaft, Köln

Walb, Dr. Ludwig, *Die Haysche Trennkost,* Karl F. Haug Verlag, Heidelberg

Wiesner, Manfred, *Der Mensch zwischen Erdstrahlung und kosmischer Strahlung* (Informationsbroschüre; Adresse siehe Schlafplatz-Untersuchung Seite 91)

Ziff, Dr. Sam, *Die toxische Zeitbombe,* Felicitas Huebner Verlag, Waldeck-Beringhausen

Adressen, die weiterhelfen

Akupunktur
Deutsche Akademie für Akupunktur,
  Conollystraße 26, 80809 München
Deutsche Ärztegesellschaft für Akupunktur, Zweibrückenstraße 1,
  80331 München

Arbeitsgemeinschaft
allergiekrankes Kind
Hauptstraße 29, 35745 Herborn

Arbeitskreis überaktives Kind e. V.
Beratungsstelle Dieterich Straße 9,
  30159 Hannover

Autohomologe Immuntherapie nach
Dr. Kief
FBM Pharma, Londoner Ring 105,
  67069 Ludwigshafen

Biologische Pflegemittel
conlei Biotechnologie: Industriestraße 19, 23843 Bad Oldesloe

Bioresonanztherapie
Firma Medtronic, Daimler Straße 2,
  77948 Friesenheim
Firma Regumend GmbH, Lochhamer
  Schlag 5 a, 82166 Gräfelfing
Firma Vega, Hohenstein 113,
  77761 Schiltach

Bundesverband Neurodermitiskranker
in Deutschland e. V.
Postfach 1405, Sabelstraße 39,
  56154 Boppard

Cyto-Test
Cyto-Labor, Ortsstraße 22,
  35423 Licht-Ober-Bessingen

Dermavit
Institut für Bioinformatik,
  Leonhardstraße 89, A-8010 Graz

Deutsche Stiftung für die Psoriasis-
und Neurodermitisforschung
Fontanestraße 14,
  53173 Bonn-Bad Godesberg

Deutscher Neurodermitiker Bund
Mozartstraße 11, 22083 Hamburg

Eigenblutbehandlung, Modifizierte
nach Prof. Theurer
VitOrgan Arzneimittel GmbH,
  Postfach 4240, Brunnwieserstraße 21,
  73760 Ostfildern

Elektroakupunktur nach Voll
Sekretariat der Internationalen Medizinischen Gesellschaft für Elektroakupunktur nach Voll, Am Sender 3,
  47533 Kleve

Goldnerz Aufbaucreme
Firma Bartz, Von-Bongart-Straße 13,
  52249 Eschweiler

Holzschutzmittelgeschädigte
Interessengemeinschaft der Holzschutzmittelgeschädigten, Unterstaat 14,
  51766 Engelskirchen
Laboruntersuchungen:
  Gemeinschaftspraxis Schiwara
  und Partner, Haferwende 12,
  28353 Bremen

Hyla Naturfiltersystem
Handelsvertretung René Rupp, Julius
  Moser Straße 1, 75179 Pforzheim

L-Peptide
Firma Peptina, Benzstraße 9,
 71720 Oberstenfeld

Lycotronic Therapie
Ing.-Büro für biophysikalische For-
 schung Josef Jakoda, Fasanenweg 41,
 64625 Benzheim

Mayr-Kur
Gesellschaft der Mayr Ärzte, Gesund-
 heitszentrum Golfhotel am Wörther
 See, A-9082 Wörth-Dellach, Kärnten

Mikrobiologische Behandlung
Mikrobiologisches Laboratorium,
 Postfach 1252, 35745 Herborn

Naturheilverfahren
Förderverein Natur und Medizin e.V. in
 der Carstensstiftung, Barkhoven-
 allee 1, 45239 Essen
Zentralverband der Ärzte für Naturheilverfahren, Alfredstraße 21,
 72250 Freudenstadt
 Gegen Voreinsendung von DM 5,- in
 Briefmarken erhalten Sie bei schriftlicher Anforderung eine Liste der Ärzte
 und Zahnärzte für Naturheilverfahren.
Zentrum zur Dokumentation für Naturheilverfahren (ZDN), Hufeland-
 straße 56, 45147 Essen

Pollimed
Vertrieb: Firma Hofmann und Völkel
 GmbH, Postfach 100504,
 95405 Bayreuth

Power Cocktail
Firma Berlings Naturkost, Rudolf-
 Diesel-Weg 10, 82054 Sauerlach

Schlafplatz-Untersuchung
Adressennachweis über Fachschaft
 deutscher Rutengänger, Bezirksgrup-
 penleiter Manfed Wiesner, Ungerer-
 straße 159, 80805 München

Selbsthilfegruppe
»Anonyme Alkoholiker«
Postfach 460227, 80802 München
 für Angehörige: Alanon Familien-
 gruppe, Emilienstraße 4, 45128 Essen

Tonicum Sensitive, Hautaktivtonicum,
Skinrepair-Creme
Firma Atamé, Haupstraße 1,
 63775 Goldbach

Trimilin
Joachim Heymans Sport-Gymnastik und
 Therapiebedarf, Keltenstraße 4,
 82296 Schöngeising

Wichtiger Hinweis
Einzelne von der Autorin vertretene Auffassungen weichen von jenen der allgemein anerkannten medizinischen Wissenschaft ab. Jeder Leser ist aufgefordert, in eigener Verantwortung zu entscheiden, ob und inwieweit die in diesem Buch dargestellten Naturheilverfahren für ihn eine Alternative zur »Schulmedizin« darstellen.

© 1997 Gräfe und Unzer GmbH München

Alle Rechte vorbehalten. Nachdruck, auch auszugsweise, sowie Verbreitung durch Film, Funk und Fernsehen, durch fotomechanische Wiedergabe, Tonträger und Datenverarbeitungssysteme jeder Art nur mit schriftlicher Genehmigung des Verlages.

Redaktion:
Doris Schimmelpfennig-Funke

Lektorat:
Birgit Rupprecht-Stroell

Bildredaktion:
Christine Majcen-Kohl

Layout und Umschlaggestaltung:
Heinz Kraxenberger

Grafiken:
Detlef Seidensticker

Produktion:
Susanne Mühldorfer

Satz und Herstellung:
Easy Pic Library

Repro:
Fotolito Longo

Druck und Bindung:
Druckerei Auer

ISBN 3-7742-3543-0

Auflage 3. 2. 1.
Jahr   99 98 97

Bildnachweis:
all over / Markus Bollen: Seite 67 / Jörg Lantelmé: Seite 63; Bavaria / custom medical: Seite 18 / TCL: Seite 36, 48; Barbara Bonisolli: Seite 86; Hermann Eisenbeiss: Seite 17, 20; eye of science / Oliver Meckes: Seite 2, 24, 70; Focus Science Photo library / Dr. Karl Lounatmaa: Seite 56; Christian Grusa: Seite 32; Image bank: Titel; Dieter Knapp: Seite 59; Mike Masoni: Seite 29; Mauritius / AGE: Seite 62 / Batista: Seite 4 / Frauke: Seite 75 / SSt: Seite 6 / Superstock: Seite 2, 19; Okapia-Bilder Pur: Seite 22; Hans Reinhard: Seite 59; Thomas von Salomon: Seite 28; Reiner Schmitz: Seite 21, 23, 44, 49, 58; Christophe Schneider: Seite 52; Stock Market / Janvier Pierini: Seite 71 / Tom Tracy: Seite 3, 8; Tony Stone / Laurence Monneret: Seite 87 / David Steward: Seite 41; Zefa / Kotoh: U2, Seite 1